池川クリニック院長
池川 明　絵=高橋和枝

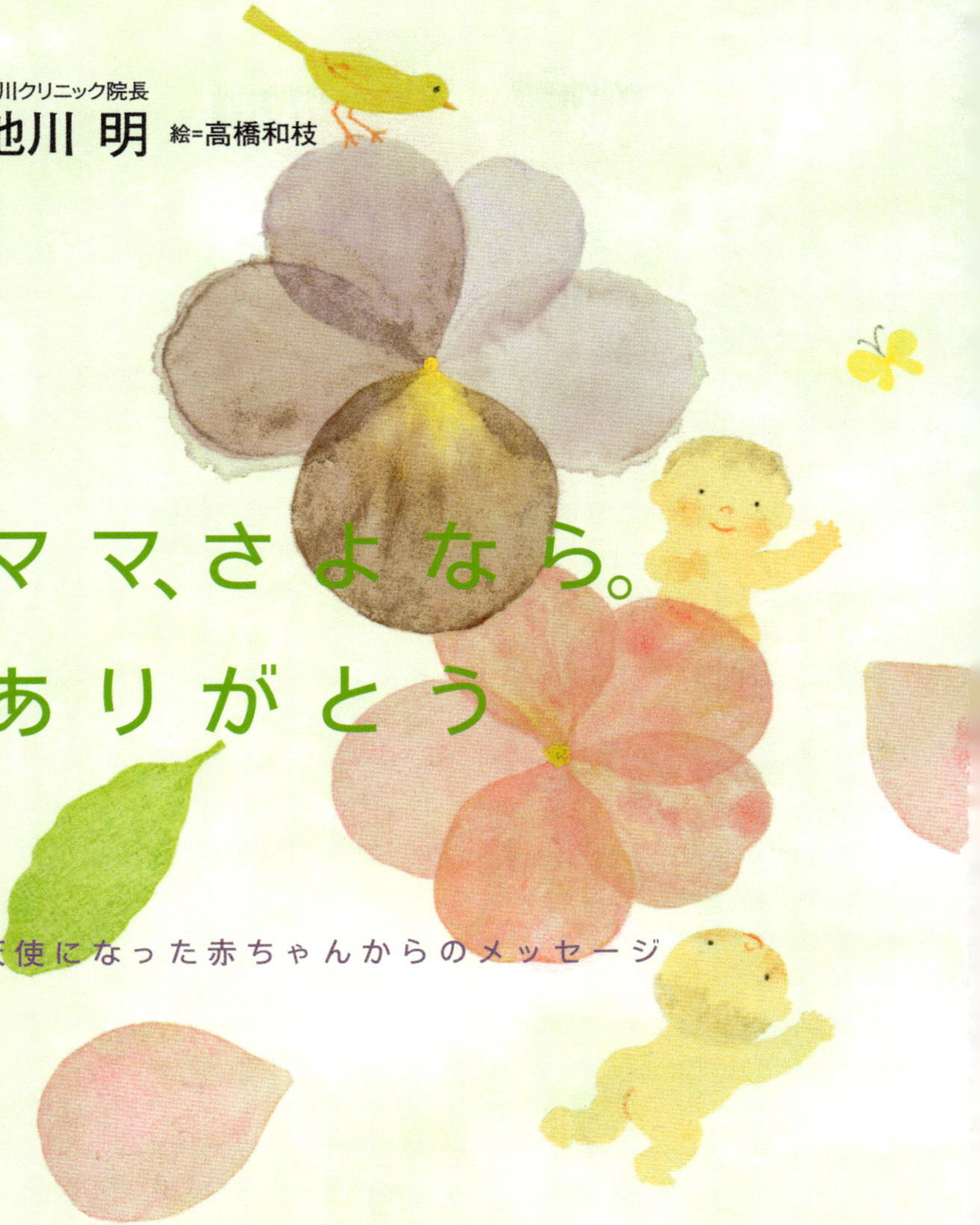

ママ、さよなら。ありがとう

天使になった赤ちゃんからのメッセージ

二見書房

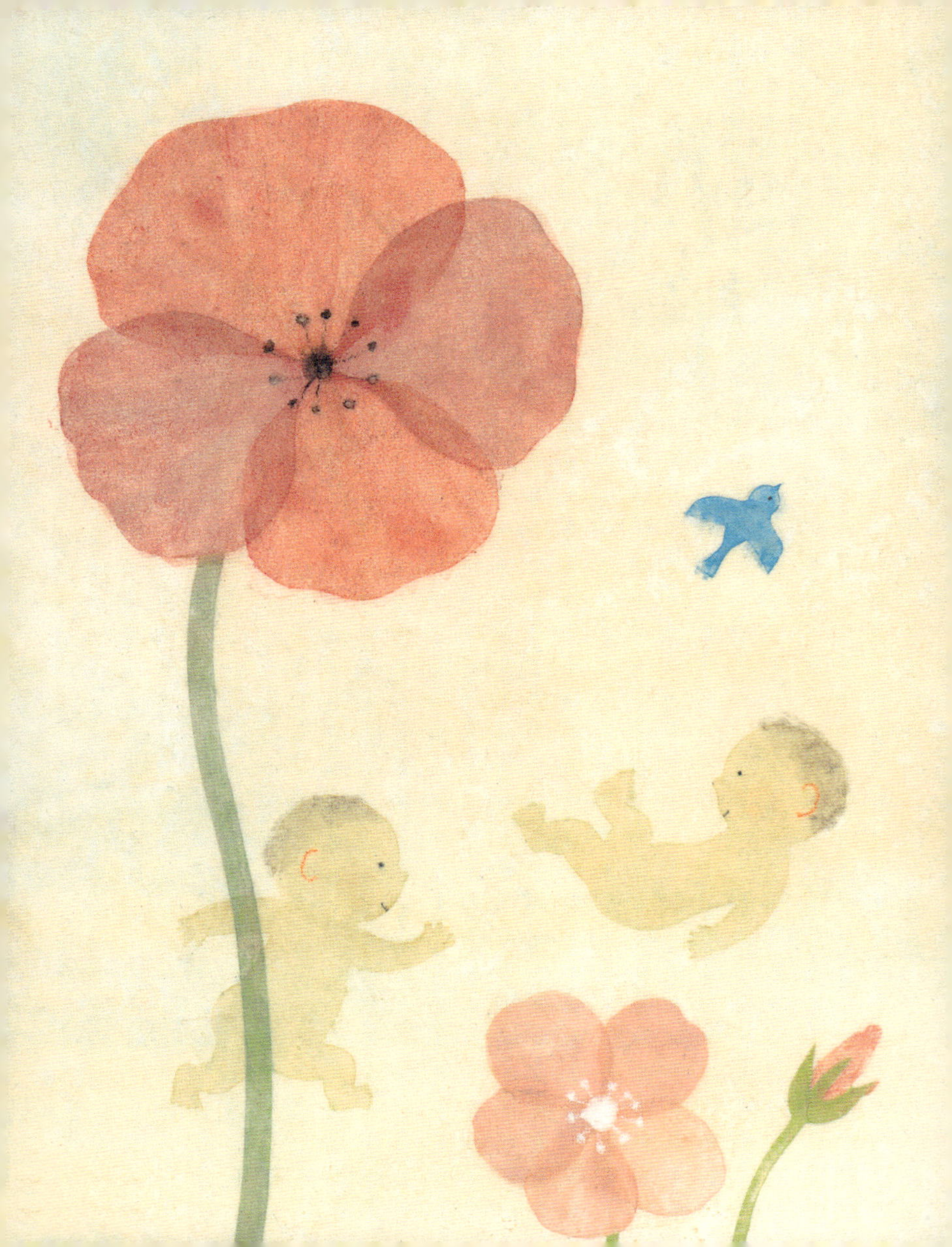

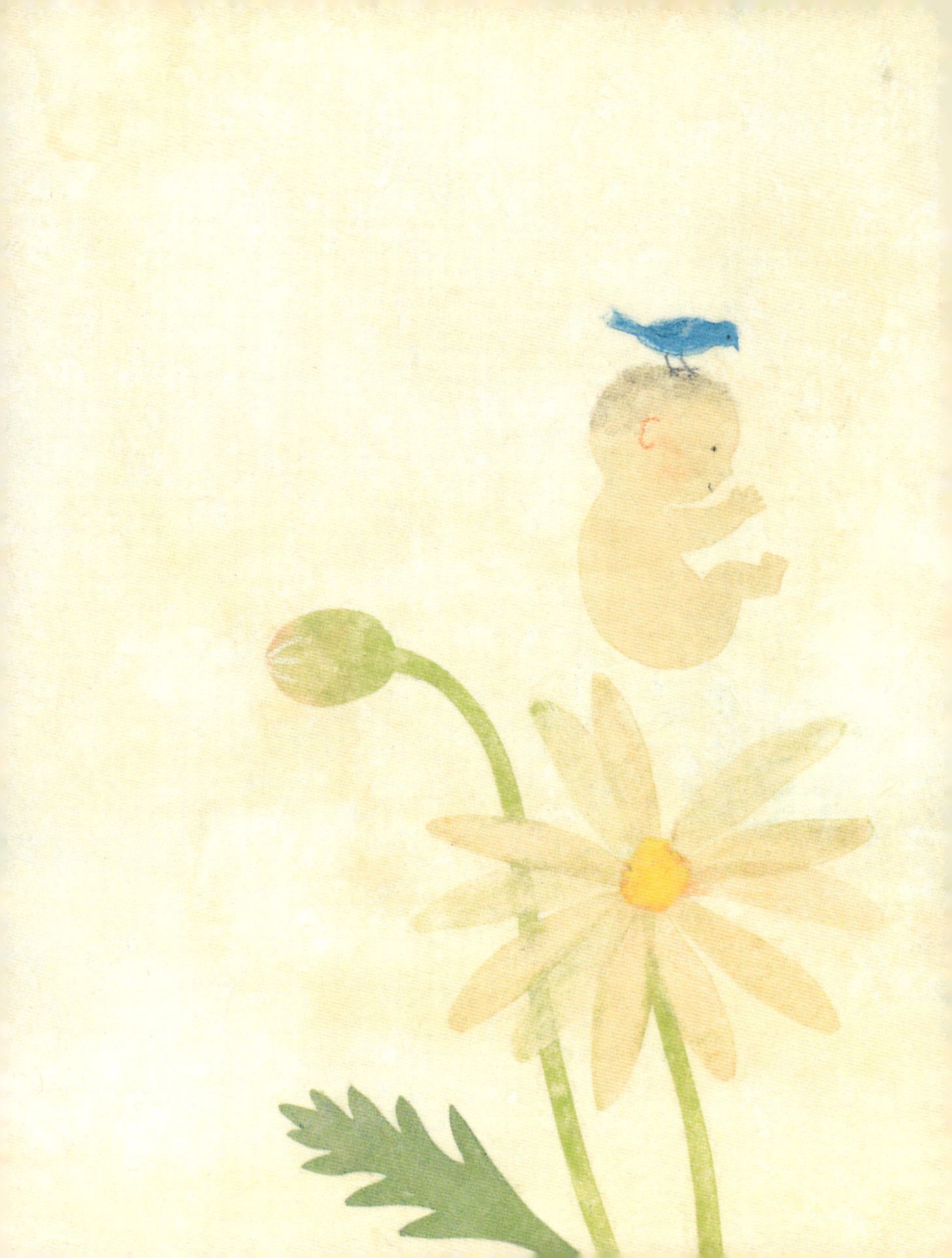

はじめに

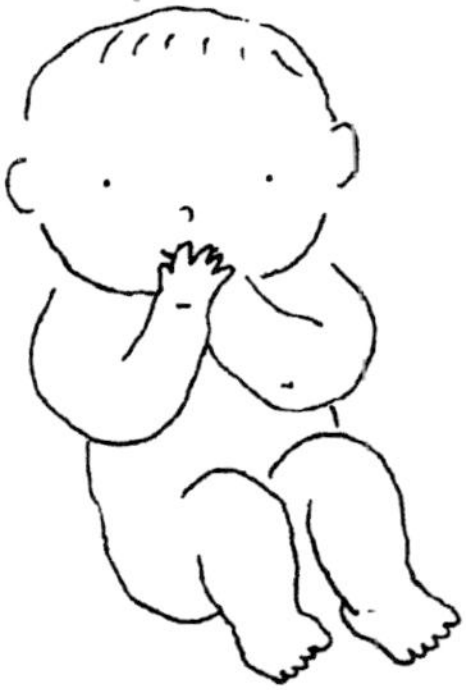

産科医として、妊娠や子育てに役立てたいと、胎内記憶（おなかにいるときの記憶）の調査を始めて、10年近くがたちました。

この間、おなかの中のことや誕生の瞬間のことを覚えている、本当にたくさんの子どもたち（大人の方も）に出会いました。おなかに入る前、雲の上でお母さんを選んだことを覚えている子も何人もいました。

調査を進めるなかで、

「赤ちゃんはおなかにいるときからすでに意識があること」

「両親を愛するために自分の意志で選んでおなかに宿ったこと」

などを確信するようになり、これまで何冊かの本を著して、そのことをお伝えしてきました。

でも、すべての妊娠が順調な経過をたどるとはかぎりません。喜びもつかの間、赤ちゃんが雲の上に帰ってしまうケースは、一定の割合で存在するのです。

赤ちゃんが自分の意志でお母さんのおなかに宿るなら、流産や死産はどうとらえればいいのでしょうか。

もしかしたら、流産や死産にいたる〈意味〉も、赤ちゃん自身が知っているのではないでしょうか――。

そのようなことを考え始めた頃、あるお母さんから、流産した赤ちゃんが、上のお子さんを通して「ありがとう」というメッセージを伝えてくれた、という話を聞きました。

それをきっかけに、不思議にも同じような話が立て続けに集まってきました。

また、おなかの赤ちゃんや亡くなった赤ちゃんと直感によるコミュニケーションがとれる方（＝胎話士《たいわし》さん）から、お話をうかがうこともできました。

こうしたことを通して、雲の上に帰っていく赤ちゃんがどのように感じ、なにを考えているのか、おぼろげながらわかってきました。

メッセージを送ってくれるということは、雲の上に帰っていく赤ちゃんにも、生きて生まれる赤ちゃんと同じように意識があるということです。

そう考えると、通常のお産と同じように、赤ちゃんがどう「生まれたい」かを尊重しなければならないことがわかります。

そこで、私は、流産をしたからすぐに手術というのではなく、「赤ちゃんが自然に出てくるのを待ちたい」という人の中で医学的にも問題がない場合は、慎重に経過を見守りつつ、待つことにしました。

現在、私のクリニックでかかわる流産の7割の方が、自然に様子を見ることを選んでいます。

そしてそれとともに、赤ちゃんからメッセージを受け取る方が増えてきました。

本書では、実際に流産などを体験されたお母さんがどのように赤ちゃんのメッセージを受け取ったか、プライバシーに配慮しながらご紹介し、それらを通して、「生まれること」「生まれないこと」そして「生きること」について、私なりの考えをまとめています。

さらに、人工流産(中絶)という難しいテーマも取りあげています。

本書で、流産などを体験された方の悲しみが少しでもやわらぎ、明日への一歩を踏みだすことができますよう、またひとりでも多くの方が、赤ちゃんの温かく豊かな「命」の世界を感じることができますよう、お祈りしております。

ママ、さよなら。ありがとう／もくじ

I

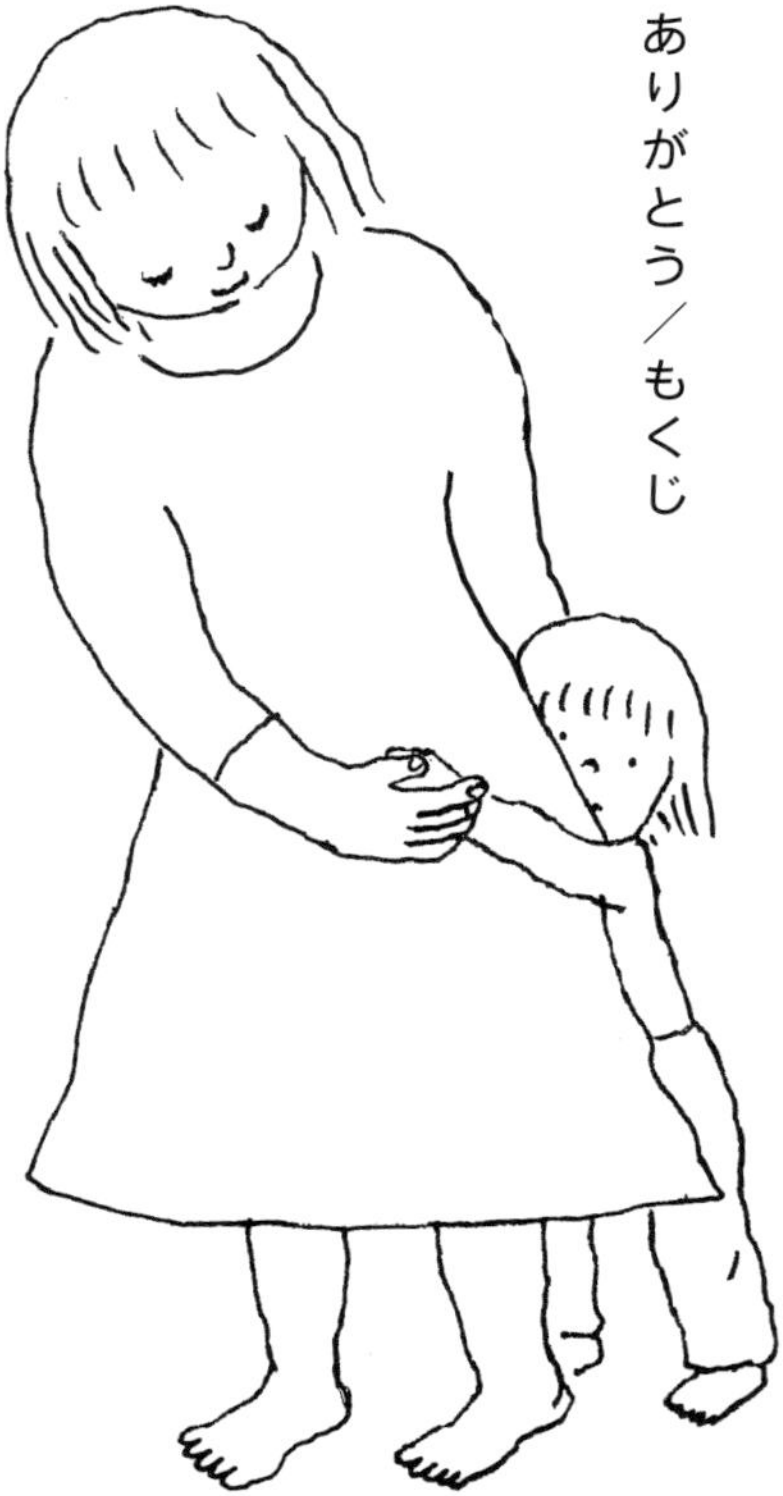

2

3

4

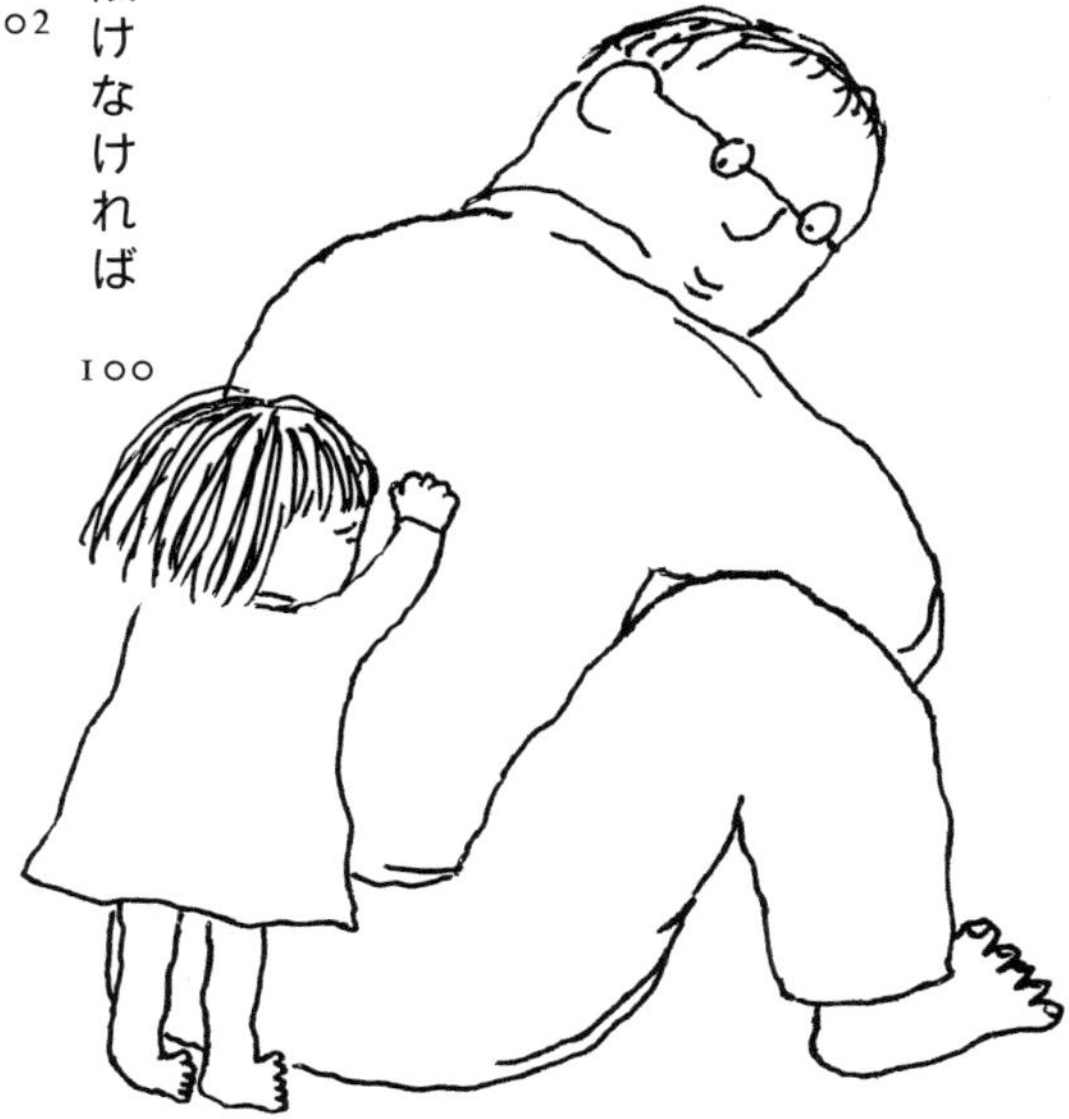

ブックデザイン―生沼伸子

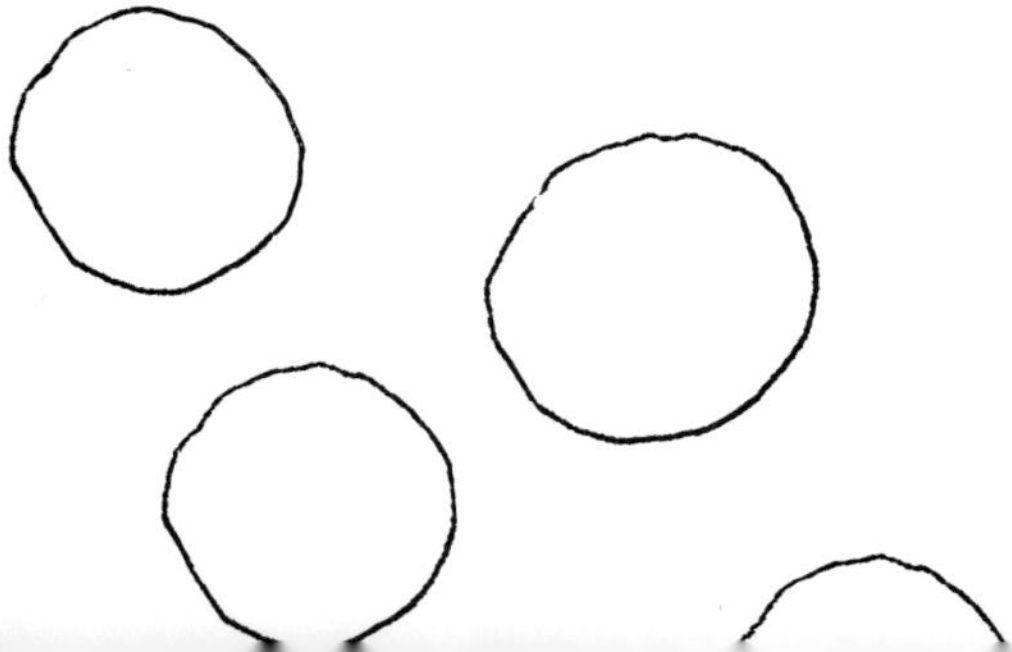

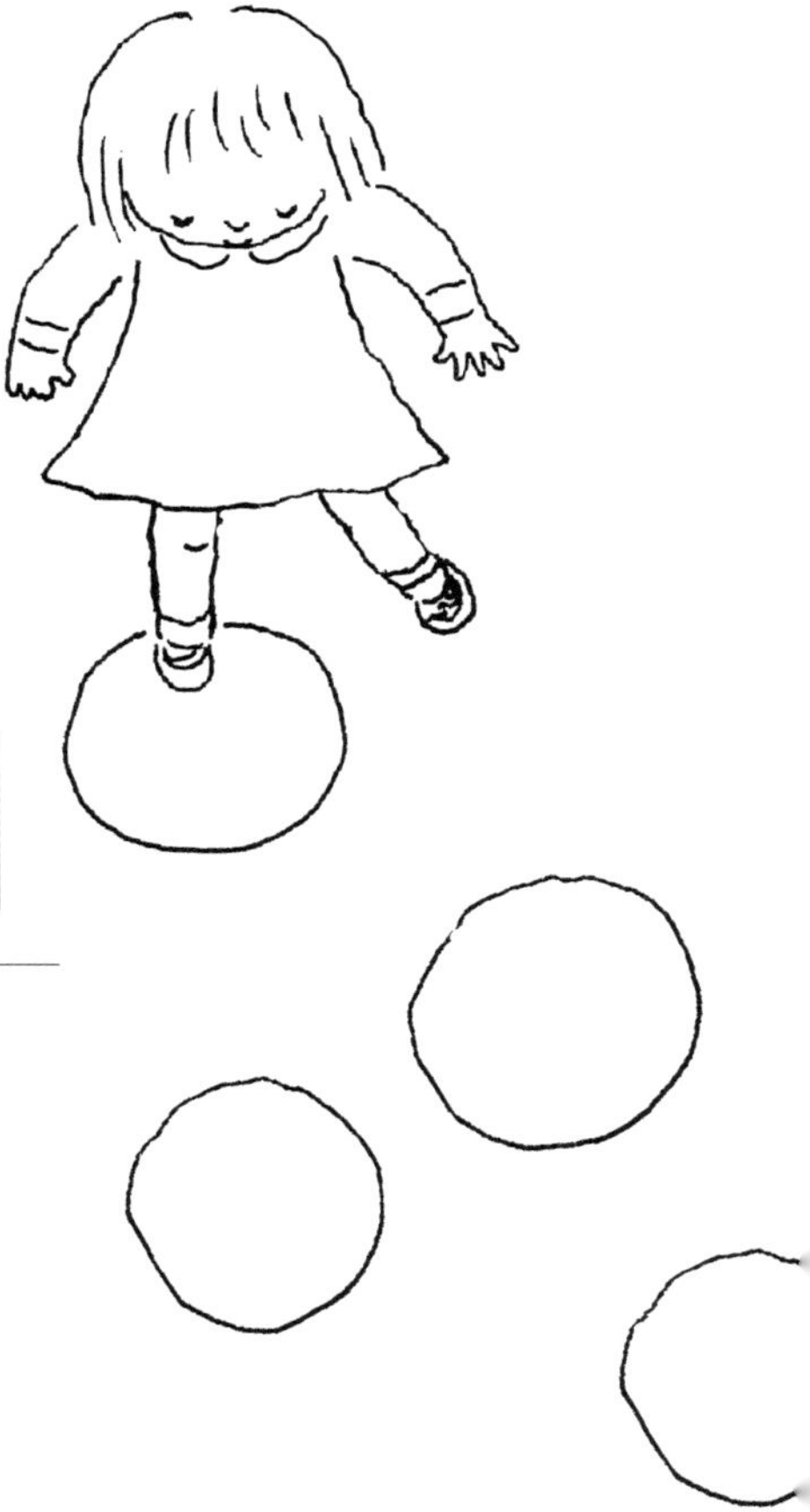

雲の上に帰っていく赤ちゃん

「妊娠したら、元気な赤ちゃんが生まれる」と思いこんでいるかたは、たくさんいます。けれど、赤ちゃんが生きて産まれるのは、決してあたりまえのことではありません。

医学的には、すべての妊娠のうち8～15パーセントが流産になるといわれています。また、いまの日本でも、お産のうち2～3パーセントは死産なのです。

そもそも、受精から考えるなら、妊娠反応が出るまで受精卵が育つのは、5回から10回のうちたった1回です。しかも、一昔前までは、産声《うぶごえ》をあげてもお宮参りの前に亡くなる赤ちゃんもたくさんいました。

そう考えると、赤ちゃんを宿し、無事にお産にいたり、子どもが大きく成長することは、奇跡のように感じます。

産科医療の発達にともなって、多くの赤ちゃんを救命できるようになりま

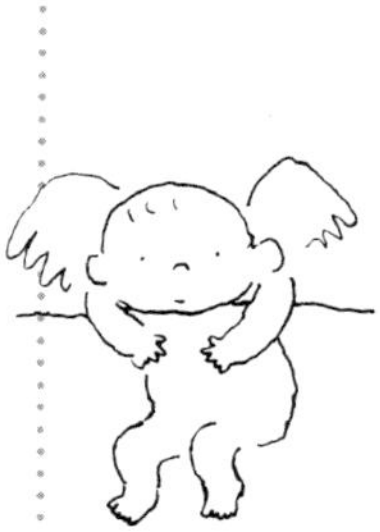

した。それでも、雲の上に帰っていく赤ちゃんは必ずいるのです。特に、妊娠初期の流産については、医療によってくい止めることは、ほとんど不可能です。

妊娠の喜びもつかの間、赤ちゃんが天使になってしまったお母さんは、どれほどつらいことでしょう。

赤ちゃんを抱くのを楽しみにしていたお母さんだからこそ、悲しみや喪失感も深いのです。妊婦さんを見かけたり、元気な赤ちゃんを出産した友人の報告を聞いたりすると、心乱れることもあるかもしれません。

かつて、私は診察室で涙するお母さんを前に、言葉を失ったものでした。悲嘆にくれているお母さんに、「じつは、流産はよくあることなんです」と言っても、なんの慰めにもなりません。

「初期の流産は、赤ちゃんの染色体異常がほとんどです」

と説明したところで、

「でも、どうしてほかのだれでもない、この私が流産してしまったの？」

という根源的な問いへの答えにはならず、とても納得できないでしょう。

それは、お母さんが〈医学的原因〉を知りたいのではなく、死の〈意味〉を理解したいからではないでしょうか。

けれど、答えはすでにお母さんがもっています。

死の〈意味〉は、赤ちゃん自身が知っていて、お母さんはそれを赤ちゃんに教えてもらえるはずなのです。

おなかの赤ちゃんが亡くなると、私は直感によって赤ちゃんとお話しするのですが、いまの気持ちを尋ねると、ほとんどの赤ちゃんが「うれしいよ」「幸せだよ」と言います。

赤ちゃんは、お母さんのおなかに宿れたこと、ただそれだけで、うれしくてたまらないのです。

私はよく、赤ちゃんとこんな会話をします。

「あちらの世界に帰るって、あなたが決めたの？」

「うん」

「お母さんはとても悲しんでいるよ。でも、迷わないでちゃんと雲の上に帰ってね」

「うん、わかった」

そして、こういうことを受け入れられるお母さんの場合は、赤ちゃんとの対話をお伝えします。すると心がいくぶん慰められ、笑顔で帰っていかれるお母さんもいらっしゃるのです。

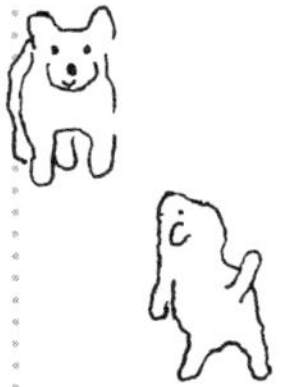

妊娠はたましいの出会い

赤ちゃんが雲の上に帰っていく意味を考えるとき、「たましい」の問題は避けて通れないように思います。

私は1999年頃から、子どもたちへの胎内記憶の聞きとり調査を始めました。赤ちゃんにも意思や感情があることが明らかになれば、胎児期からの母子の絆《きずな》づくりをうながし、よりよい産科医療のありかたを探るめやすになると考えたからです。

子どもたちは、誕生したときのことや、おなかの中でどんなふうに過ごしていたかについて、語ってくれました。

しかも驚いたことに、多くの子どもが、生まれる前の世界についても話し始めたのです。

詳細は子どもによって異なりますが、大まかには
「雲の上のように明るく気持ちのいい場所で、神さまに見守られながら、自分と同じような子どもと遊んでいた。そして、地上を見てお母さんを選び、おなかに入った」

というものです。

しかも、「楽しい家族にしようと思って、生まれてきた」とか、「赤ちゃんは、いろいろなことに役に立つために生まれてくる」と語る子どもまでいました。

私は「生まれる前の記憶」を調べるうちに、赤ちゃんがこの世にやってくるにはふたつの理由がある、と考えるようになりました。

ひとつは、人の役に立つため。特に最初は、お母さんの役に立つため。

ふたつ目は、自分の人生のミッション（使命）を果たすため。

まず「お母さんの役に立つ」ということですが、赤ちゃんはお母さんを無

条件に愛しています。そこで、お母さんはそんな赤ちゃんの愛を受けとり、子育てを通して生きる喜びや命の尊さを学びながら、たましいの成長をとげることができるのです。

そして子どもは、思春期までにお母さんを成長させるというミッションを果たすと、次は新たなステップとして、「自分の人生のミッションを果たす」人生に進んでいくことになります。

そんなふうに、赤ちゃんが自らの意志でこの世にやってくるとしたら、命を宿すことには、単にお母さんとお父さんが赤ちゃんの肉体を準備するということを超えた意味があることがわかります。

妊娠は、たましいとたましいの出会いなのです。

現代社会は、目に見えて検証可能なものしか信じない、という人がほとんどです。けれど、生きる意味について考えるときは、たましいを前提にしないとわからないことがたくさんあるのではないでしょうか。

特に、流産や死産の意味は、たましいの存在を認めないと見えてこないのではないかと思います。

「生まれない」と決めている赤ちゃんもいる

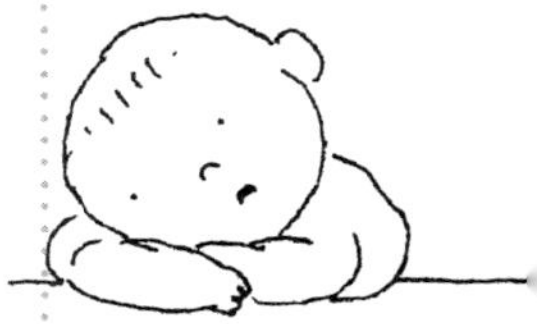

流産の医学的原因は、いろいろいわれています。

たとえば、妊娠初期の流産は、50~70パーセントが赤ちゃんの染色体異常にあると考えられています。また、ウイルス感染や化学物質の影響、お母さんの抗体の異常なども原因といわれています。

いっぽう後期の流産は、お母さんの感染症、栄養状態の問題、子宮の異常や黄体《おうたい》機能不全（卵巣の中にある卵胞《らんほう》が排卵後に変化してできるのが黄体で、これの機能が悪いと流産や不妊の原因になる）にある場合が多いようです。

けれど、たましいのレベルまで考えるなら、ほかに理由があるかもしれません。お母さんのおなかに宿っても、生きて生まれないことを前提に、この世にやってくる赤ちゃんもいるようなのです。

退行催眠《たいこうさいみん》（催眠によって顕在意識では忘れている過去を思い出し、症状や悩みをとり除いていく療法）をすると、お母さんのおなかの中にいるとき、へその緒を首にまいたり、へその緒を握って血流をコントロールしたりして、あの世に帰ろうとしたことを思い出す人もいます。

また雲の上に帰るのは、純粋に赤ちゃんの都合であるケースもあるようです。

たとえば、赤ちゃんはこの世がどんなところか、観光旅行のつもりでやってきただけだったのかもしれません。だとすると、ほんの少しおなかの中を体験しただけで、じゅうぶん満足して帰っていったのでしょう。

あるいは、赤ちゃんが望んでいたのと違う性だったので、その肉体をキャンセルして次の受精を待っているのかもしれません。

ほかにも、下見旅行としての妊娠もあるようです。流産の3カ月後に宿ったある男の子は、5歳になったとき、

「前に来た赤ちゃんは、ぼくだったんだよ。あのときどうして帰っちゃったかっていうと、パパとママを選んだんだけど、本当にこのパパとママでいいか、たしかめにきたんだ。それで、だいじょうぶだと思ったので、次は本当に来たんだ」

と言っています。

流産がわかると、「私が○○をしたから流産になったのでは」と嘆くお母さんがいますが、たいていの場合、それは勘違いです。

「私が動きすぎたせいでしょうか」とおっしゃるお母さんもいます。出血して切迫《せっぱく》流産（流産になりかけている状態）で安静の指示が出されていたのに、上の子の世話や家事をしていたお母さんが、そう悩むことがあるようです。

けれど、流産の原因は、そんなに単純ではありません。

じつは、妊娠初期の出血はめずらしくなく、微量の出血を含めるなら、じつに半数以上のお母さんが出血しているという人もいます。いっぽう、危ない出血が始まってしまったら、絶対安静にしても完全にくい止めるのは不可能なのです。

赤ちゃん本人が生まれることを決めているなら、多少のストレス、過労、夫婦げんかくらいで流産にはなりません。お母さんが赤ちゃんを堕《お》ろそうとして、凍《こご》えるような日に雪かきをしても、元気に生まれてくる赤ちゃんはいるのですから。

もちろん、赤ちゃんが死を選ぶ理由として、これまでのお母さんの生きかたが関係するケースはあるでしょう。けれど、それは「あのときあれをしなければ」というように、すぐ思い当たるような単純なことではないのです。

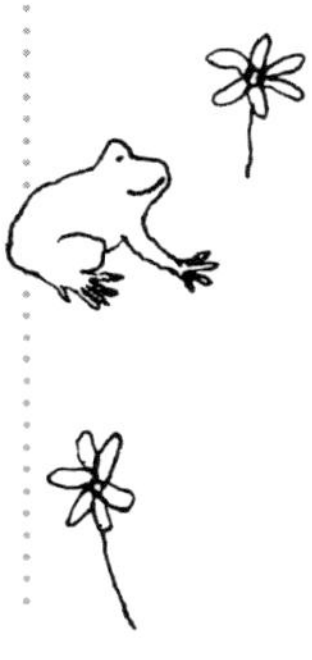

流産を知らせてくれる赤ちゃん

流産する赤ちゃんは、早い段階でお母さんに心の準備をさせてくれることもあります。というのも、最初から不安を感じていたというお母さんが、かなり多いのです。

あるお母さんは、

「なぜかわかりませんが、赤ちゃんが元気で心音を確認できるときでさえ、あちらの世界に帰ってしまうかもしれないという予感がありました。ですから、心臓が止まっていると聞いたときは、悲しい反面、やっぱりという思いもありました」

と語っています。

赤ちゃんは、お母さんの夢でお別れを告げることがよくあります。

「バイバイ、じゃ、帰るから」と夢で言われ、受診したところ、赤ちゃんの心臓が止まっていました。

喪服を着ている夢を見て不思議に思っていたら、流産がわかりました。

小さな赤ちゃんが血だらけの塊《かたまり》の中で生まれ、にっこり微笑んでいて、それを夫に告げるという夢を見ました。その日、赤ちゃんの脈が弱くなっているのがわかったのです。その後、赤ちゃんの心臓が止まっていると告げられました。ああ、やっぱり、と思いました。

流産とわかる前に、不思議で怖い夢を見ました。大量に出血して、床にたくさん血が流れているのを、一生懸命拭いているという夢です。同時に、ふと、赤ちゃんはもういないかもしれないと感じました。心臓が動いていないと聞いたときは、やはりそうだったんだ、と思いました。

流産する少し前、女の子の夢を見ました。帰っていった子は女の子だったと思います。

上の子が教えてくれることも

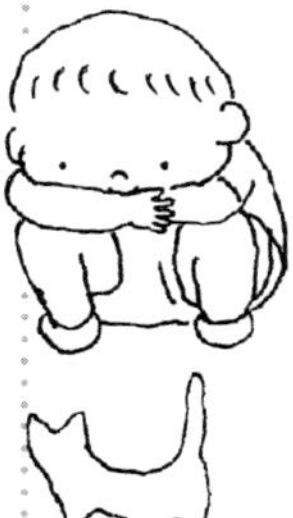

上の子が流産を気づかせてくれるという話も、よく聞きます。

小さい子どもは、おなかの赤ちゃんが「見える」ようで、お母さんが妊娠に気づく前から、赤ちゃんがいることを言葉や態度で教えてくれることがめずらしくありません。

同じように、上の子は、赤ちゃんが雲の上に帰ってしまうときも敏感に感じとるようです。

上の子に「おなかにどんぐりがいる」と言われ、その後、妊娠がわかりました。
流産で出血したときは、「赤ちゃん、つるんとすべったよ」と言っていました。

妊娠7週で進行流産（流産が進行している状態）が始まりました。その夜、娘に「おなかの赤ちゃんにお話を聞いて」と頼んだところ、「『おれは大丈夫だから、お姉ちゃんはがんばってくれ』って言ってるよ。『おれ』って言ってるから、男の子だと思うよ」と言いました。
翌日、再び「赤ちゃんに聞いて」と頼むと、娘は「赤ちゃん、もうなにも言ってくれない」と答えたので、そのときに流産したのだと思います。

これまで2回流産しています。最初のときは、妊娠してから急に上の子が私にべたべた甘えてくるようになりました。けれど流産したとたん、まとわりつかなくなったのです。

2回目のときも、妊娠後、やはり上の子は私に甘えてきました。それが、くっついてこなくなったなと思ったら、その後の受診で流産がわかりました。

妊娠中、上の子がふいに「ぼく、お兄ちゃんにならない」と言いました。その後、流産になりました。

上の子に「赤ちゃんいるよ」と言われ、そのあとに妊娠がわかりました。予定日は翌年7月でしたが、10月中旬に突然、上の子が「今度来る赤ちゃんは、女の子。生まれるのは10月だね」と言いました。私が「7月よ」と教えると「ぼくは10月だと思った」と答えたのです。

実際には、11月に流産になりました。

はじめの頃、赤ちゃんのたましいはおなかを出たり入ったりしていたようで、上の子は「赤ちゃん、いまお買いものに行っているよ」などと教えてくれました。

その後、「赤ちゃんが大きくなっているか、病院で診てもらってくるね」と声をかけたところ、「小さくなっている」と言われました。そして、赤ちゃんの心臓が止まっていることがわかったのです。

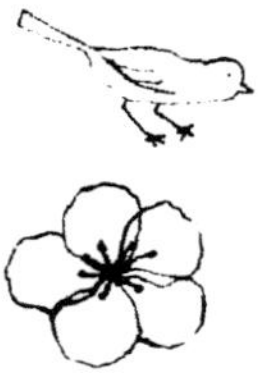

赤ちゃんは命をかけてメッセージを伝えに来る

流産に対する私のとらえかたを変えたきっかけは、あるお母さんが流産して悲しんでいるとき、上のお子さんが言った言葉でした。

その子は、

「(赤ちゃんは)『ありがとう』って言っているよ。ちゅーりっぷがさくころ(にまた来るって)」

と言ったのです。

しかも時期を同じくして、流産したお母さんが次々と、「亡くなった赤ちゃんが、こんなことを言っていました」と話してくださるようになりました。

そこで、私は胎話士さん（直感によって、おなかの赤ちゃんや亡くなった赤ちゃんからメッセージを聞きとる人）から、流産の意味について聞くことを始めました。

親しくしている胎話士さんは3人いるのですが、同じお母さんの流産について、3人が3人とも似たようなメッセージを教えてくれました。

そういったことが続いて、私は、流産した赤ちゃんがお母さんになにかを伝えようとしていることを確信したのです。

赤ちゃんはどんな理由で雲の上に帰るとしても、自分だけのために帰っていくことは決してありません。意味のない命はひとつもなく、赤ちゃんは残される人に大きなプレゼントを置いていってくれます。

赤ちゃんを亡くしたお母さんは、しばしば「人生にこんなつらいことがあるとは知らなかった」とおっしゃいます。

もっともなことだと思います。

けれど、赤ちゃんは、お母さんの笑顔を見るためにやってくるのであり、お母さんを傷つけるためではありません。

母親として最大の悲しみを経験し、きちんと受けとめたお母さんは、いたみの深さだけ優しくなり、人としての深みが増すでしょう。

そしてそれこそが、赤ちゃんがお母さんにさしだしたいプレゼントなのだと思います。

私たちは、さまざまな出来事を通して成長していきます。流産や死産は、ショックが大きいだけに、より深い気づきのチャンスを与えてくれます。

自分の命をかけてメッセージを伝え、お母さんやお父さんのたましいの成長を助けようとする赤ちゃんは、強いたましいの持ち主です。そして、そんな赤ちゃんにお母さんとして選ばれたかたも、本来、それを受けとめる強さをもった人に違いありません。

お母さんが赤ちゃんのメッセージを受けとらなかったら、赤ちゃんは「おなかに宿れた」という喜びはあっても、「お母さんの役に立てた」という喜びの半分は味わえません。

赤ちゃんを100パーセント幸せにするために、お母さんはぜひ、赤ちゃんが何を伝えようとしているのか感じてあげてほしいのです。

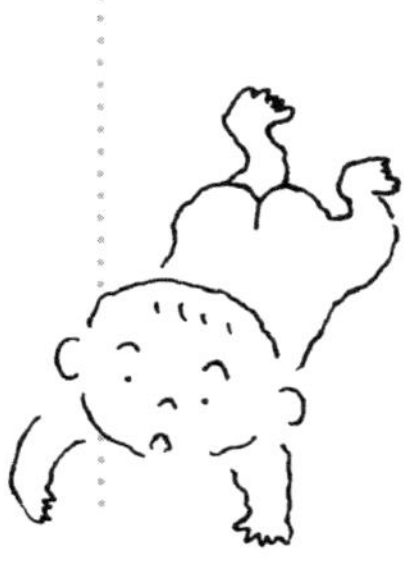

直感を大切にしてメッセージを受けとって

私は、流産がわかったお母さんに、

「赤ちゃんは招いてもらったことを喜んでいますし、『お母さん、大好き』と言っていると思いますよ。赤ちゃんがなにを伝えようとしているか、感じてあげてはいかがですか」

とおすすめします。

「どうしたら赤ちゃんの気持ちがわかりますか」と質問されることもありますが、方法論があるわけではなく、ただまるごとそっくり赤ちゃんを感じるだけのことです。それは、昔の日本人が石や木に宿るたましいを感じたのと、似ているかもしれません。

赤ちゃんは、体は未熟でもたましいは一人前です。お母さんと赤ちゃんは深い絆で結ばれていますから、赤ちゃんのメッセージを受けとることはできるはずです。

赤ちゃんからのメッセージはそれぞれ違い、お母さん自身が感じとるものです。他人にあれこれ言われるものではなく、自分の心にストンとおさまるものが、本当のメッセージではないでしょうか。

私たちは直感が大切だということを教えられていないので、なにかがひらめいても「気のせいかもしれない」と打ち消してしまいます。けれど、人類の歴史をひもとくと、大きい仕事をしている人の多くは直感を活用していることがわかります。

診察室でこういう話をすると、たいていのお母さんは面食らわれますが、次の診察では「赤ちゃんの気持ちがわかったような気がします」と教えてくださいます。

おなかの赤ちゃんの心臓が止まってから、先生のアドバイスをもとに、赤ちゃんと話をするようにしています。私の思いこみかもしれませんが、赤ちゃんの気持ちがわかるような気がするのです。

たとえば、お風呂に入るとき、シャワーでおなかをマッサージすると、満面の笑みを浮かべている赤ちゃんのイメージがはっきり浮かんできます。笑い声も聞こえるような気がします。いろいろなイメージが浮かんできますし、私の意識ではない意識も浮かんでくるようです。

忘れないうちに、これらを書きとめておくつもりです。それが私の役割であり、赤ちゃんの望みのひとつであるように思います。

先生が「赤ちゃんは、まだまわりをふわふわ飛んでいるから、話しかけてあげてくださいね」とおっしゃってくださったのがうれしく、名前をつけて毎日、主人と話しかけています。流産は悲しいですが、赤ちゃんからたくさんのプレゼントをもらったと感じています。

稽留《けいりゅう》流産（45ページ参照）と診断されてから、私だけでなく主人も、赤ちゃんのメッセージを受けとろうと努力しています。

主人が「赤ちゃんは、ぼくたちの結婚式のビデオを見たいらしい」と言うので、家族そろってビデオを見ました。

主人は赤ちゃんに名前もつけてくれました。赤ちゃんが帰ってしまう運命にあるなら、名前をつけると未練が残ってよくないかな、とも思いましたが、赤ちゃんは「パパが喜んでいるなら」と認めてくれている気がします。

どういう結果になるにしても、赤ちゃんの決定を認め、尊重しようと思います。でも、私の気持ちはまだ納得できず、どうしても涙が出てしまうのです。

赤ちゃんには、「ごめんね。涙が出ちゃうんだけど、これはママの感情だから。あなたに会いたいという気持ちに変わりはないの。でも、ママはあなたの決定を尊重するから。あなたのメッセージを受けとれるようにがんばるから。引きとめないようにがんばるから。涙が出るのはゆるしてね」と、ひたすら謝っています。

感情のコントロールは難しいです。だから正直に話して、たくさん会話しようと思っています。

流産で大きな愛に気づかされた

私のもとには、流産したお母さんからのお手紙が何通も寄せられています。お母さんが感じられたことはさまざまですが、いずれも赤ちゃんが大きな愛に気づかせてくれたという点では共通しています。

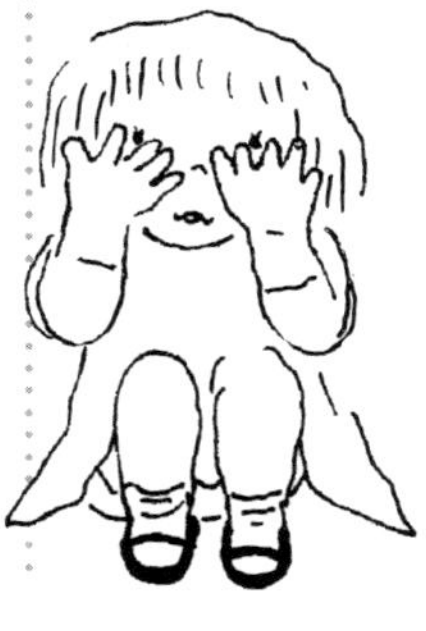

赤ちゃんは、結婚に踏みだせないでいた私たちの背中を押してくれたのだと思います。入籍した翌日の夜に外に出てきたので、そこまで見届けてくれたのでしょう。「これからふたりで仲よくがんばってね」と言ってくれたような気がします。

また、今回のことで、義母が私をとても気遣ってくれたのも、うれしく思いました。

あの子は役目を果たすために、本当はまだ来る時期ではなかったのに早めに来てくれたのだと思います。流産はとてもショックでしたが、あの子にはとても感謝しています。それに、いつかまたあの子が戻ってきてくれるような気がしてならないのです。

結婚以来、義父を苦手に思っていました。いい人なのですが、なんとなく合わなかったのです。

でも流産がわかったとき、義父は私をとても心配し、「神さまは、絶対に悪いことは起こさないから」「私は事故で死にかけたとき、神さまに助けられたんだよ」と打ち明けてくれたのです。今回のことで、私は義父に心を開くようになりました。

夫も、家事を手伝い、私をいたわってくれました。もともとよく家事をしてくれる人でしたが、いつかあたりまえのように感じていたと思います。言葉に出す人ではありませんが、その優しさを身にしみて感じました。

赤ちゃんは、人の優しさを気づかせるために来てくれたような気がします。

おなかの赤ちゃんの心臓が止まっているのがわかったとき、私たちは1週間後に海外への家族旅行を控えていました。上の子たちが楽しみにしているので、どうしたらいいか迷い、池川先生に相談したところ、「行かれてはどうですか。飛行機の中で赤ちゃんが外に出てしまうかもしれませんが、機上出産もありますから」とうかがって、決心がつきました。

思いきって行ってきて、本当によかったです。子どもたちも、「赤ちゃんも一緒に来られてよかったね」と言ってくれました。夫と、私と、子どもふたりと、おなかの赤ちゃん。家族5人で旅行できたのです。

帰国して数日後、赤ちゃんは外出先の化粧室で出てきました。子どもたちは「赤ちゃんをおうちに連れて帰ろう」と言ってくれ、みんなで赤ちゃんをお庭に埋葬しました。

赤ちゃんは、家族の絆を教えてくれたと思います。

上の子が2歳でまだおっぱいをあげていたとき、ふたり目を妊娠しました。「あなたがおっぱいを飲むと、おなかの袋がギュッとしまって、痛くて苦しいの」と伝えると、上の子は泣きながら「赤ちゃんが出てくるまで、おっぱいをやめるよ」と自分で決めてくれました。

赤ちゃんは7週目に流産になりました。赤ちゃんは、お兄ちゃんが自然におっぱいを卒業できる日を待つために、自分から帰っていったような気がします。

流産したあと、お兄ちゃんは「おなかの中の赤ちゃん、いなくなっちゃったよ」「でも、また夏に来る」と言ってくれました。

もうひとり、上にお姉ちゃんがいるのですが、自分からなんでもできる子だったので、あまり手をかけていませんでした。けれど、この流産をきっかけに、お姉ちゃんとゆっくり話すことができました。

赤ちゃんは、「もう少しお兄ちゃんと遊んであげて」と教えてくれたように思います。というのも、この妊娠がわかったときから、1歳半の上の子の様子がおかしくなり、よその赤ちゃんを見かけるといやな顔をするようになったのです。

ところが、私が流産の報告に池川クリニックを訪れたとき、上の子は1カ月健診でロビーにいた赤ちゃんに、はじめて自分から近づいて笑いかけました。それからというもの、小さな赤ちゃんが大好きになって、ベビーカーを見かけると自分から寄っていくようになったのです。

赤ちゃんは、「お兄ちゃんがさみしがっているから、私はまた今度でいいわ」と言ってくれたのかもしれません。流産のあと、上の子が赤ちゃんを好きになったのは、「もうだいじょうぶだよ」という意味のような気がします。

妊娠初期に心臓が止まり、自宅で外に出た赤ちゃんを池川クリニックに連れてきたら、先生はペンの先ほどの小さな赤ちゃんを指さして、「これが赤ちゃんですよ」と教えてくれました。

こんな小さな赤ちゃんが成長し、産声を上げるのだと思うと、子どもが生まれてくるのは奇跡だと実感しました。命の重みを感じたのです。

それ以来、上の子に対する見方が変わりました。ひとりの人として尊重していかなければならないと感じました。

2回目の流産でした。最初の流産のときにはわからなかったのですが、今回、流産した子は悪いものをもっていってくれた気がします。過去のいろいろなものをリセットして、私を浄化してくれた気がするのです。

妊娠と同時に子宮筋腫《きんしゅ》も見つかり、不安がなかったといえば嘘《うそ》になります。けれど、毎日おなかの赤ちゃんと子宮筋腫に語りかけ、無事に生まれてくるように祈っていました。

ところが、12週に入って突然出血があり、あっという間に流産してしまったのです。突然のことで、なにがなんだかわかりませんでした。赤ちゃんは自宅で外に出てきました。12センチくらいの、小さな、小さな男の子でした。涙が止まりませんでした。

この赤ちゃんはきっと、私たち夫婦に大切なメッセージを届けにきてくれたのだと思いました。もちろん、だからといって悲しみが消えるわけではないのですが、そう考えることは大きな心の支えになりました。

そして、流産から1週間が過ぎた頃、自分がいかにすべてのものに愛されているかを体感することができたのです。うまく言えませんが、「愛されていたのは私だった！」という思いが、突然、体の中からわき上がってくるのを感じ、涙が止まりませんでした。いまは産婦人科に行っても、「わあ、命がいっぱい！　すごい」と素直に感動できます。

たった12週でしたが、赤ちゃんは、私たち夫婦に大きなプレゼントを届けてくれました。こんな経験ができてよかったと、いまは心からそう思います。

赤ちゃんと話せるというお母さんが増えたら、連鎖反応が起きて、たくさんのお母さんが赤ちゃんからメッセージを受けとれるようになるでしょう。それがあたりまえになれば、世の中は大きく変わっていくと思います。

赤ちゃんを介して夫婦の絆を深める

流産については、お母さんとお父さんのかかわりについてもお話ししたいと思います。

赤ちゃんを亡くしたことをきっかけに、夫婦に溝《みぞ》ができるケースもあるからです。ショックのあまり、「おまえが悪い」「あなたがこうしたせいだ」とお互いを責めあってしまうとしたら、大きな問題です。

けれど、赤ちゃんが自分で天使になることを選んでいると知れば、そういう争いはなくなるのではないでしょうか。

たしかに、離婚という人生のリセットも、選択のひとつです。けれど、亡くなった赤ちゃんは、夫婦げんかを望んでいませんし、お母さんには笑顔でいてもらいたいのです。それがわかれば、別れなくてすむ夫婦もあるように思います。

また、流産したあと、お父さんの受けとめかたに違和感を感じて、お母さ

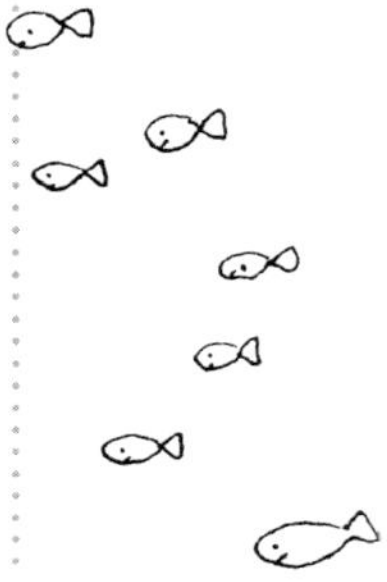

んが傷つくという話もよく聞きます。

赤ちゃんを亡くして、なにも感じないお父さんはいないでしょう。もしかしたら、お母さん以上に傷ついているかもしれません。けれど、自分が落ちこんだら妻はもっと苦しむだろうと考えて、気丈にふるまうお父さんが少なくないのです。

そんなお父さんを見て、お母さんは理解できず、「私はこんなに悲しんでいるのに、あなたはなにも感じないの」と腹が立つかもしれません。

ただ、面と向かって責めてしまうと、お父さんも傷ついているぶん、コミュニケーションがとれなくなってしまいます。

そういうときは、「私は、赤ちゃんがこう思っているような気がするの」と、赤ちゃんの気持ちを媒介にして、お父さんの気持ちを聞いてみたらどうでしょうか。

いままで私が聞いたところでは、赤ちゃんはお父さんに対して、「招いてくれてありがとう」というメッセージを告げることが多いようです。お父さん本人は子どもをもつことをためらっていても、たましいのレベルで許可していないと、赤ちゃんはこの世にやってこられないからしいのです。流産や死産をきっかけに、お母さんとお父さんが本音を語りあい、絆を深めることができたら、赤ちゃんはきっと喜ぶでしょう。

流産するまで、夫婦の会話が少ないことに気づいてさえいませんでした。流産をきっかけに、夫との会話が増えたと思います。

不妊治療の末に、やっと来てくれた赤ちゃんでした。おなかの赤ちゃんに名前もつけ、毎日わくわく過ごしていた矢先に、赤ちゃんの心臓が止まってしまったのです。

赤ちゃんは私になにを伝えようとしているのか、いろいろ考えると、思い当たることがありました。じつは、私は「今回妊娠していなかったら、夫と別れよう」と考えていたのです。赤ちゃんは「別れないで」と伝えに来てくれたような気がします。悲しいけれど、もう少したったら、「おなかに来てくれてありがとう」と心から言えると思います。

流産にも「安産」がある

私は、流産も正期産《せいきさん》（37週0日から41週6日までのお産のこと。正常な時期のお産という意味）と同じ、ひとつのお産と考えています。

流産の中には、おなかの中で赤ちゃんの心臓が止まったものの、赤ちゃんの体は外に出ないでとどまっているという、稽留流産があります。

いまの日本では、稽留流産がわかったとたん、病院の都合で日取りを決め、赤ちゃんを外に出す手術をすることがほとんどです。

けれど、稽留流産でも、慎重に経過を見守っていると、やがておしるしがあり、陣痛《じんつう》があって、赤ちゃんが外に出てくるのです。

手術をするのは、赤ちゃんが自然に出るのを待っていると、胎盤《たいばん》が剥《は》がれても子宮が収縮せず、出血するリスクがまれにあるためです。

ただし、流産による出血の確率は、正期産のそれより低いのです。実際、ヨーロッパでは、ごくあたりまえのように、手術するか赤ちゃんが出てくる

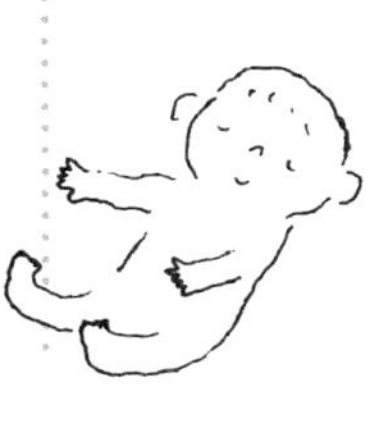

のを待つか、お母さんが選ぶことができるようです。

稽留流産の手術が帝王切開にあたるとしたら、赤ちゃんが出てくるのを待つのは自然分娩《ぶんべん》と同じです。自然分娩に100パーセントの安全はありませんが、たいていの場合は問題ありませんし、あえて自宅出産を選ぶかたもいらっしゃいます。

そこで私のクリニックでは、お母さんが希望し、医学的に問題がない場合は、慎重に経過を見守りつつ、赤ちゃんが自然に外に出るのを待つこともあります(ただし、まれに大出血する場合もあるので、すべてのかたがこの方法をとれるわけではありません)。

赤ちゃんが出てくるまで、だいたい数日から数週間くらいかかります。そうして待っているあいだに、お母さんは赤ちゃんと向きあい、気持ちの整理をつけることができるのです。

赤ちゃんが外に出るのを待つことにしたお母さんたちは、次のような感想を寄せてくださいました。

赤ちゃんが亡くなっていると知ったとき、私は手術をせず、赤ちゃんが自然に外に出るまで待つことにしました。ただ、流産にも陣痛があることを知って、痛いのはいやだなと思っていたのです。そこで、おなかの赤ちゃんに「ママは痛いのはいやなの。スッと生まれてきてくれる?」とお願いしていました。

生まれるとき、軽い痛みはありましたが、お願いしたとおり、赤ちゃんはスッと生まれてくれました。安産だったのです。親思いのいい子です。

2週間くらい出血が続いて不安でした。でも、そのあいだに少しずつ赤ちゃんの死を受け入れられるようになったのは、よかったと思います。亡くなった赤ちゃんには、ずっと「会いたいな」と話しかけていました。

赤ちゃんが出てくるときは、陣痛、分娩、後産《あとざん》と、正期産とまったく同じプロセスでした。はじめグッと痛くなったときは陣痛だと気づきませんでしたが、ポコッという音とともに、赤ちゃんが生まれてきました。

エコーのときと同じように、赤ちゃんはふくろに包まれてゆらゆら動いていました。

手に抱いたまま30分くらい見つめていたのですが、本当に愛しかった。「やっと会えた」と思いました。


手術しないで待つことに決めたのは、赤ちゃんの気持ちを大切にしたかったからです。たとえ心臓は止まっても、赤ちゃんはまだ外に出たくないかもしれないと感じました。それで、赤ちゃんの準備ができるまで待つことにしたのです。

不安はありませんでした。出てくるときは何時間か痛みがありましたが、赤ちゃんを手でとってあげることもできました。手のひらにちょこんと乗るくらい、本当に小さな赤ちゃんでした。とてもかわいかったです。

主人は「おなかに宿ってくれてありがとう。お疲れさま」と話しかけていました。


自宅で赤ちゃんを迎えることに決めて、よかったと思います。上の子が「かわいいね」と言って、何度も赤ちゃんをなでてくれました。

赤ちゃんに「家族の誕生会が終わるまで、おなかにいて。でも、その翌日はパパが夜勤だから、その前に生まれて」とお願いをしていたら、ぴったりのタイミングで出てきてくれました。

手のひらに赤ちゃんをのせ、泣きながら眺めていると、ふだん夜中にはぜったいに目を覚まさない上の子が起きてきたので、家族みんなで見送りました。上の子は「赤ちゃん、かわいいね」と言ってくれました。

5分から10分くらいだったと思いますが、長い時間に感じました。あたたかい気持ちがこみ上げ、赤ちゃんは家族の絆を教えにきてくれたのだ、と感じました。

赤ちゃんとさよならする方法はさまざまです。

妊娠初期で赤ちゃんが小さい場合はトイレで流れてしまうこともありますが、私はあらかじめそうお伝えし、気にしないようにと助言しています。

流さずに受けとめられたときは、ご家族でお庭に埋めたり、焼いたりするかたが多いようです。

赤ちゃんを南の島に連れていき、海に流したというお母さんもいて、「楽しそうに泳いでいきました」と教えてくれました。

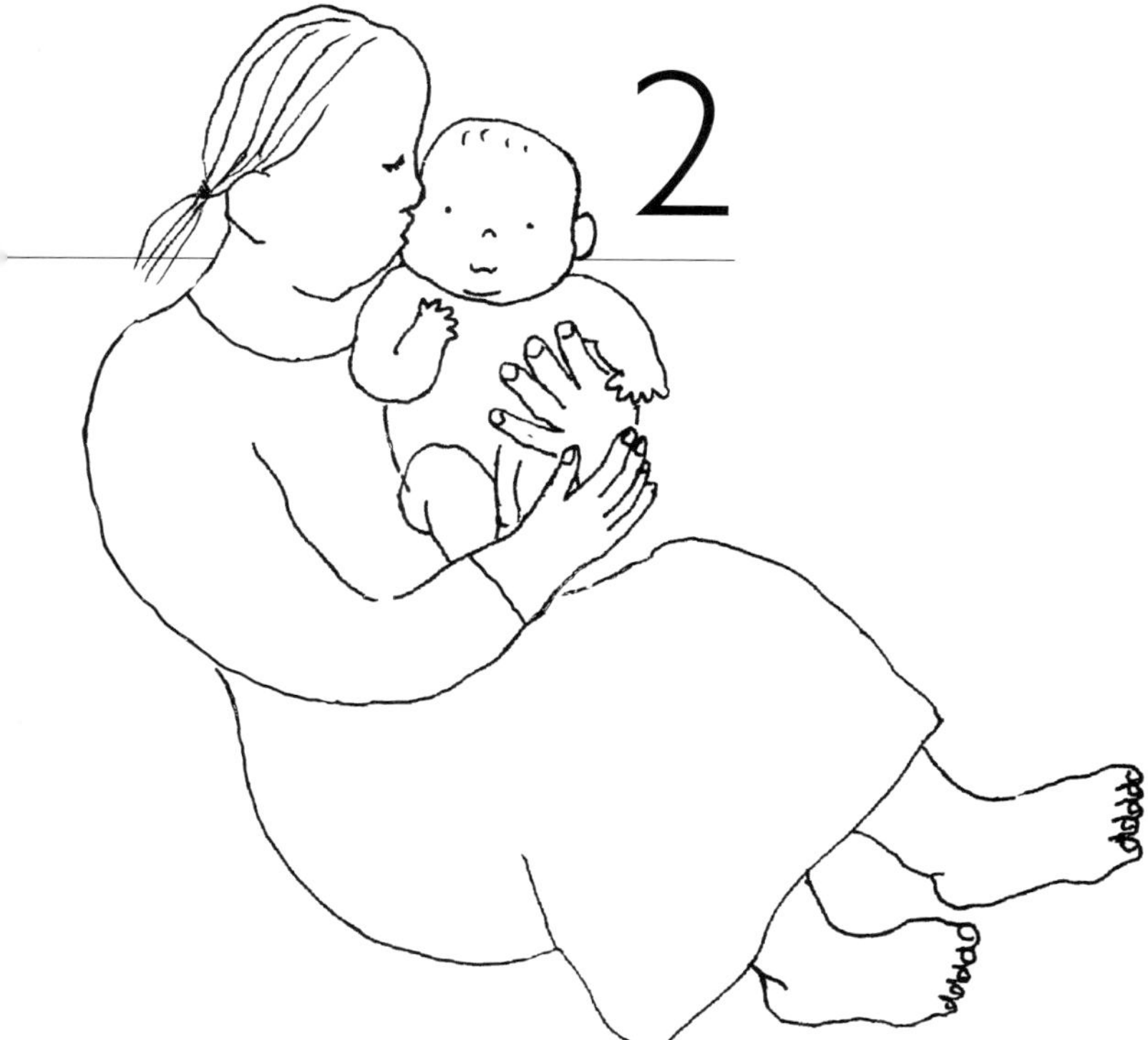
2

予定日数日前に帰っていく赤ちゃん

せっかく授かった赤ちゃんが流産になるのはとてもつらいことですが、出産予定日を控えてそれまで元気だった赤ちゃんを亡くすのは、お母さんにとってどれほどのショックかと思うと、胸がいたみます。

数年前、予定日数日前の死産を経験しました。

妊娠経過は順調で、お母さんは前日の夜中に胎動《たいどう》を感じていたのに、翌朝の健診では心臓が止まっていたのです。医学的な異常は、まったく見つかりませんでした。

そんなふうに、まったく原因不明のまま、それまで元気だった赤ちゃんの心臓が突然止まってしまうこともなぜかあります。

私には、赤ちゃん自身が「心臓を止める」と決めているとしか思えません。

あとから考えると、そのお母さんには予感があったといいます。4日前、お母さんは、赤ちゃんをだっこしているのに腕の中に赤ちゃんの姿が見えな

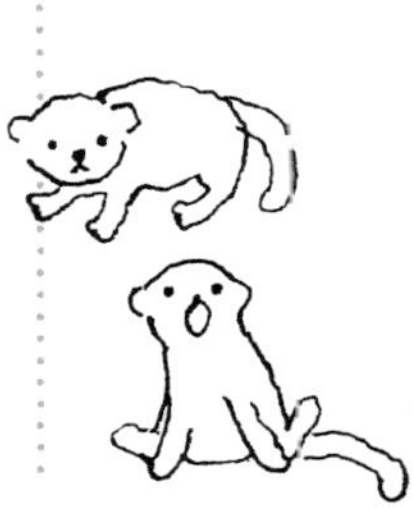

いという夢を見て、とても気になっていたそうです。

赤ちゃんが亡くなっていることがわかったとき、大きな病院にお母さんを搬送するという選択もありました。

妊娠後期に入った赤ちゃんが亡くなったあと、子宮の中に長時間とどまっていると、赤ちゃんの組織がとけてお母さんの体内に入ってしまうことがあります。すると、出血を止める働きをする血小板が消費されすぎて、血が止まらなくなり、お母さんが多臓器不全におちいるリスクがあるのです。

赤ちゃんが亡くなると、陣痛をおさえる働きをするホルモン（プロゲステロン）が出なくなります。そのため、それが陣痛につながり、赤ちゃんがスムーズに外に出るなら問題ないのですが、なかなか陣痛がつかず時間がかかることもしばしばあります。

そこで、ある程度大きくなった赤ちゃんが胎内死亡した場合は、数日のうちに促進剤などで陣痛をうながし、外に出すという方法がとられます。

ご家族がほかの病院への転院を迷っておられたとき、胎話士さんからたまたま電話が入りました。そこで私が事情をお話しすると、「その赤ちゃんは、

『生きている子と同じように扱ってほしい』と思っていますよ」と言うのです。

それがどういう意味か、そしてご家族にどう解釈されるかよくわからないまま、私はおばあちゃんにそう伝えました。

するとご家族は、「赤ちゃんの望みなら、池川クリニックで赤ちゃんをとりあげてくださいい」とおっしゃったのです。

私はお母さんに、

「流産にも、難産と安産があるんですよ。おなかの中で赤ちゃんの心臓が止まってしまった場合、赤ちゃんが亡くなったことをお母さんが受け入れると、赤ちゃんの体もスッと外に出てくるんです。だから、もしお母さんと赤ちゃんが納得できるなら、数日で陣痛がつくかもしれませんね」

とお話ししました。

お母さんは理解してくださり、悲しみの中で赤ちゃんと心を通わせてくださいました。すると8時間後、薬も使わないのにいい陣痛がついて、赤ちゃんはすんなり外に出てくれたのです。

赤ちゃんの望みどおり、生きている赤ちゃんとまるで同じお産でした。

立ち会ったご家族も助産師さんも、赤ちゃんに「がんばれ！　無事に生まれておいで」「だいじょうぶ、もう少しだよ」と声をかけました。お母さんも、外に出た赤ちゃんを抱き上げて、「よかった」と微笑みさえ浮かべたのです。

しかも、「生きている子と同じように」という赤ちゃんの願いは、私たちの予想もつかないかたちでかなえられました。

じつは、葬儀屋さんに赤ちゃんを安置する棺《ひつぎ》をお願いしたのですが、予定日を控えた大きな赤ちゃんだったため、棺が間に合わなかったのです。

赤ちゃんは新しい服と帽子を着せてもらい、ベビークーハンに寝かされて退院していきました。大切に抱えられてクリニックの玄関から出ていき、お顔に布もかけませんでした。待合室にいた人たちには、赤ちゃんが眠っているとしか見えなかったでしょう。

このときのことは、振り返ると敬虔《けいけん》な思いに打たれます。

赤ちゃんは、なにか大切な役目があって、私たちとそのようなお別れをしたように思えてなりません。

「いま帰るのがいちばんいいと思ったから」

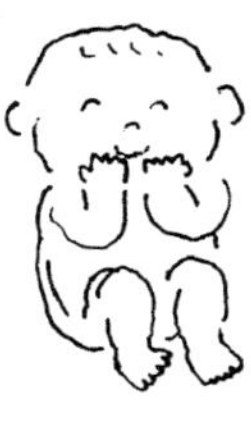

もうひとり、予定日の1週間前に雲の上に帰っていった赤ちゃんのお話をしましょう。

その赤ちゃんも、医学的にはなんの異常もなく、原因不明のまま突然心臓が止まったのです。そしてやはり同じように、亡くなったのがわかってから数時間で、薬も使わずスッと外に出てくれました。

お母さんが希望なさったので、胎話士さんをご紹介したところ、赤ちゃんは、

「ぼくは生きて生まれても、死んで生まれてもよかったんだ。もっと早く流産することも、中絶されることも、もう少し前に死産することも、生きて生まれることもできた。でも、ぼくのお母さんとお父さんには、いまぼくが帰るのがいちばんいいと思ったから」

と語ったそうです。

それを聞いて、お母さんには思い当たることがありました。その頃、お母さんはお父さんとの関係に溝があり、離婚まで考えていたからです。けれど、この死産は夫婦に大きなショックを与えました。

お父さんは劇的に変わり、「次の子が生まれたらがんばろうね」とお母さんを励ましてくれ、夫婦仲はとてもよくなりました。

「もし死産していなければ、元気な子どもが生まれても、離婚になっていたかもしれません。赤ちゃんは『ママとパパは別れてはいけないよ』と告げるために、予定日1週間前に帰ることを選んだのだと思います」

と、お母さんはおっしゃっていました。

死産を経験されたお母さんからの手紙

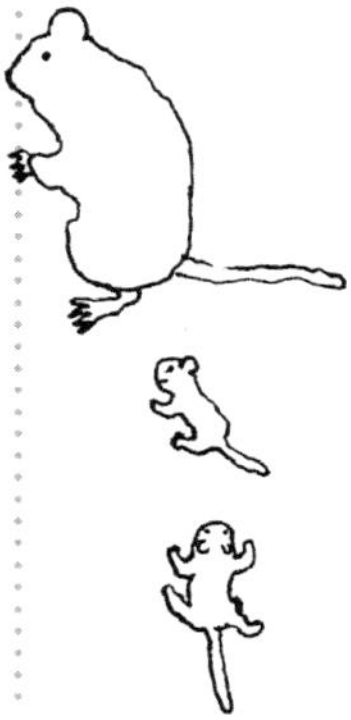

死産については、次のようなお手紙もいただいています。

赤ちゃんの誕生を心待ちにしていたある日、夢に小さな子どもが現れ、私の頭をなでて「だいじょうぶだよ」と言ってくれました。そして、妊娠中期で死産になったのです。

お葬式のあと、おもちゃの電話がひとりでに鳴り始めました。きっとあの子がいたずらしたのでしょう。

この妊娠と死産をきっかけに、私の病気を見つけることができました。あの子は自分の命とひきかえに、私の命を救ってくれたのだと思います。

私は10代から持病を抱え、子宮や卵管にもトラブルがあって、「自然妊娠はかぎりなく難しい」と、大学病院で診断されていました。不妊治療をすすめられていましたが、選択しないでいたところ、結婚後5年目にようやく自然妊娠で赤ちゃんを授かったのです。

ところが、39週で死産になってしまいました。原因は不明で、陣痛がきた喜びもつかの間、病院に駆けつけたとたんに赤ちゃんの死亡宣告を受けました。

とても不思議なのですが、娘が「生まれて」きた夜、古くて暗い病室が黄金色に輝き、あたたかくなんともいえない愛で満ちるのがわかりました。夫でさえ、「電気が明るくなったのかな」と何度も言ったくらいです。ですから、私たち夫婦が流す涙は感動の涙で、悲しみの涙ではありませんでした。

翌日、私は葬儀の準備をするために退院しました。そしてその夜、家族のだれかが病院から退院してくる夢を見たのです。

目が覚めた瞬間、私は娘が一緒に自宅に戻ってきたことを確信しました。たしかに、あの子がここにいると感じたのです。「今日だけ一緒に帰ってきてくれたんだ」と思うと、涙が止まりませんでした。

夫が目覚めたので夢の内容を伝えると、「おれが心配で来てくれたのかもしれない。ありがとう。今日だけあの子と一緒に寝よう」と言い、布団の横に娘のスペースをあけて、その上に掛け布団をかけました。夫も泣いていました。

翌日、娘を火葬に出すとき、不思議なことですが、娘の両目には大粒の涙が浮かんでいました。お別れが悲しくて泣いているのだと思い、私も泣いてしまいました。けれどいままでは、それはあの子の「ありがとう」の涙だったと感じています。

娘を亡くしたのはショックでしたが、それまでソーシャルワーカーとして働いていたこともあり、「死にも意味がある」と思うことはできました。ただ、死産のケアがない医療の現状には疑問を抱き、改善を求めて役所にかけあったり、夫婦で病院に講演にうかがう活動を細々と始めました。

その後は、私ももう若くないということもあり、子どもを授かることはほとんどあきらめていました。ところが、2年もたたないうちにまた妊娠したのです。しかも、出産予定日は死産した娘の誕生日でした。私は耳を疑い、しばらく声も出ませんでした。

夫は純粋に、「生まれ変わりだ」と喜びました。でも私は、とても複雑な気持ちになったのです。

ソーシャルワーカーとして仕事をしているとき、私は、幼い子どもを亡くされた親ごさんがその後に誕生されたお子さんのことを「生まれ変わりだ」と喜ばれて、同じような名前をつけたりするケースを見てきました。そして、そのように育てられた子どもたちが、「私はいったいだれなの」と声にならない叫び声を上げている現実を、いたましく感じていたからです。

それだけに、「生まれ変わりなんて思ったら、おなかの赤ちゃんがかわいそう」という思いと、「やっぱり、生まれ変わりなんだろうか」という思いとで、しばらくは混乱してしまいました。私は、世の中に偶然はひとつもないと考えているので、「これが必然だとすれば、どんな意味があるのだろう」と、ずっと考え続けました。

いまも答えが出たわけではありません。ただ最近は、亡くなったあの子からのプレゼントかな、と思えるようになりました。

あの子は、私たち夫婦にとって一番悲しい日を喜びにかえようと、いたずらしてくれたのかもしれません。天国で未来のきょうだいに「あそこの夫婦のところに行くとおもしろいよ。そのかわり、7月26日に生まれてあげて」と、お願いしてくれたような気がするのです。そう思えるようになってからは、ずいぶん気持ちが安定しました。

お産に不安がないといえば、嘘になります。でも、娘がもたらしてくれた多くのすばらしい出会いが、私たちをしっかりサポートしてくれているのを感じています。

流産や死産にまつわる神秘的な話は、公になっていないだけで、ほかにもいろいろあるはずです。

気づいた人から声をあげていけば、人々の受けとめかたは変わっていくのではないでしょうか。

おなかに来てくれたことを祝福する

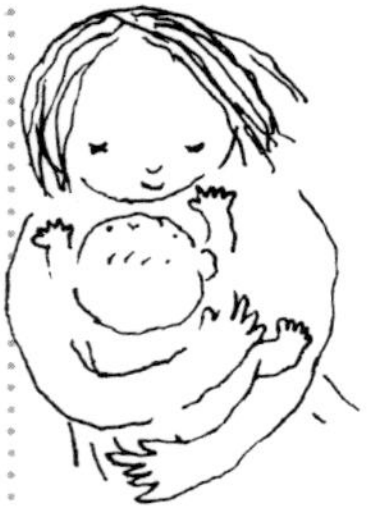

あるお母さんは、友人が死産したことをおばあちゃんに話したところ、

「いまでもそういうことがあるの？　じつは私も死産したことがあるの」

と、とても取り乱されたそうです。

そんなふうに、赤ちゃんを亡くすと、数十年たっても消えない心のいたみを残すこともあるのです。

かつては、死産すると「お母さんがつらくなるから」という理由で、抱っこもさせてもらえないことがほとんどでした。

けれど、赤ちゃんを亡くした悲しみに向きあわないでいると、心のいたみはなかなか癒されることがありません。ですから、私は亡くなった赤ちゃんに、お別れの抱っこをすることは大切だと考えています。

もちろん、赤ちゃんの死は簡単に受け入れられるものではありません。流産したあるお母さんは、

「私は先生の本をすでに読んでいて、赤ちゃんがメッセージを伝えに来るということは知っていましたし、自分なりにメッセージを受けとりました。

けれどそれでも、『赤ちゃんは本当に自分の意志で帰っていったのかしら』『同じ赤ちゃんが、また来てくれるかしら』『別の赤ちゃんが私を選んでくれるまで、待たなくてはならないのかしら』などと、考えこんでしまいます」

とおっしゃっていますが、当然の思いでしょう。

ただそれでも、たましいが出会うことにこそ意味があるのだということは、忘れないでいただきたいのです。

そして、赤ちゃんのために、宿ってくれたことそのものを祝福し、喜んであげてください。

お母さんの悲しみとは裏腹に、お母さんが赤ちゃんをイメージすると、うれしそうに笑ったり、楽しそうに遊んでいる様子が浮かんでくることがほとんどです。

ときどき、「私はこんなに悲しいのに、赤ちゃんはどうして笑顔なのでしょう」と困惑するお母さんもいますが、それは本当に赤ちゃんが喜んでいるからなのです。

流産したあと、川を下るボートに、赤ちゃんが神さまのように穏やかな顔で乗っている夢を見ました。

手術中、ハート型の羽根をはやした白いものが、金色の光の中を上がっていく夢を見ました。

たとえつかの間の出会いでも、お母さん、お父さん、赤ちゃん本人という、みんなの気持ちがそろわなければ、赤ちゃんはこの世にやってこられませんでした。

ですから、雲の上に帰っていく赤ちゃんは必ず、「お母さん、宿してくれてありがとう」「お父さん、招いてくれてありがとう」と、うれしく思っているのです。

赤ちゃんを亡くすと、いろいろな思いが残るでしょう。

けれど、人生の次のステップに必要な出来事だったというとらえかたをして喪失感と向きあい、理不尽なトラウマを残さないことを、私は祈っています。

赤ちゃんを雲の上に帰してあげて

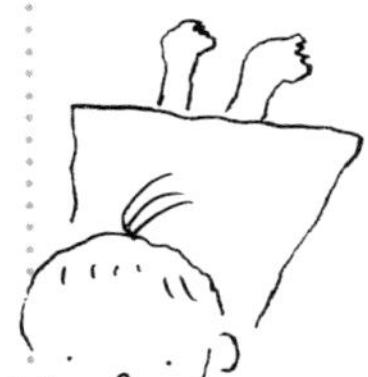

私がお母さんに元気になってもらいたいのは、じつは赤ちゃんのためでもあります。

いろいろなお母さんから話を聞いてみると、赤ちゃんは体が出たあとも、しばらくのあいだお母さんのそばにとどまるようです。

あるお母さんは、

「流産した赤ちゃんが外に出てから52日目、上の子がおなかに向かって『バイバイ』と手を振りました」

と教えてくれました。

死者があの世に還《かえ》るのは、仏教では49日、神道では50日というそうですが、私はその教えになんらかの根拠があるように感じます。

けれど、お母さんが嘆き悲しんでいると、赤ちゃんは雲の上に帰ることができないようです。

実際、お母さんがお願いすると、ずっとそばにいてくれる赤ちゃんもいるようです。生まれる前の記憶がある女の子は、

「雲の上から見ると、地上の人生は一瞬だから、どうしてもお母さんのそばにいたかったら、赤ちゃんのたましいはこの世に残ってもいいの。でもそれには、1年おきに神さまの許可をもらいにいかなくてはいけないの」

と語っています。

けれど、私は、赤ちゃんはなるべく雲の上に帰してあげてほしいと思っています。

というのも、亡くなった赤ちゃんはお母さんへのメッセージを運び、役目を終えて雲の上に帰ると、次に生まれる赤ちゃんのために働くことがあるようだからです。

そんな赤ちゃんは、亡くなったあとお母さんの夢に現れて、「別の子をおなかに入れておいたよ」「ママのところに来たがっている子がいるよ」と教えてくれることもあります。

だとしたら、無理にお母さんのそばに引きとめておくより、雲の上に帰し

て本来の仕事をさせてあげるほうが、その子にとっていいような気がするのです。

2回の流産のあと、娘を授かりました。流産した赤ちゃんは、ふたりとも男の子だと感じていました。

娘は生まれる前のことを覚えていて、「私がお母さんのおなかにいたとき、ふたりのお兄ちゃんが支えてくれた。だから、私は生まれたの」と言っています。きっと、上の子たちが娘を守ってくれたのだと思います。

赤ちゃんはいったん雲の上に帰っても、お母さんが呼ぶとすぐに戻ってこられるそうです。お母さんが赤ちゃんを思っていると、それが目印になって、お母さんがどこにいてもすぐ見つけだせるようです。

もしそうなら、なおさら、赤ちゃんをこの世にしばりつけてしまうのは、かわいそうな気がします。

次の赤ちゃんと、子育て

流産や死産で赤ちゃんを亡くしたお母さんが、「戻ってきて」とお願いすると、また同じお母さんのところに生まれてくれる子もいます。

ある女性は、

「生まれる前は、雲のようなところにいたのを覚えています。大王のような人に『だれがいい?』と聞かれ、お母さんを選びました。友だちは、遠いところのお母さんを選びました。

お母さんのおなかに下りていくとき、何人かの友だちと一緒でしたが、そのうちのひとりは『疲れたから、帰る。でも、あとでまた同じお母さんのところに行く』と言っていました」

と、語っています。

引き返していった子が、流産になった赤ちゃんだとすると、その子はその後、また同じお母さんに生まれたかもしれません。

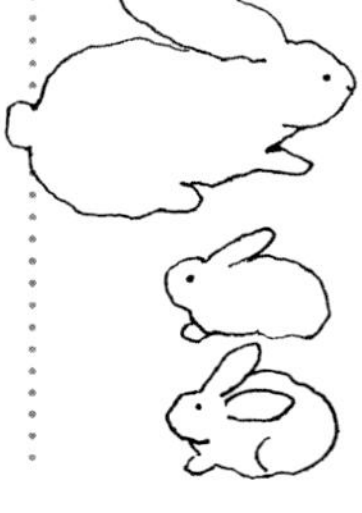

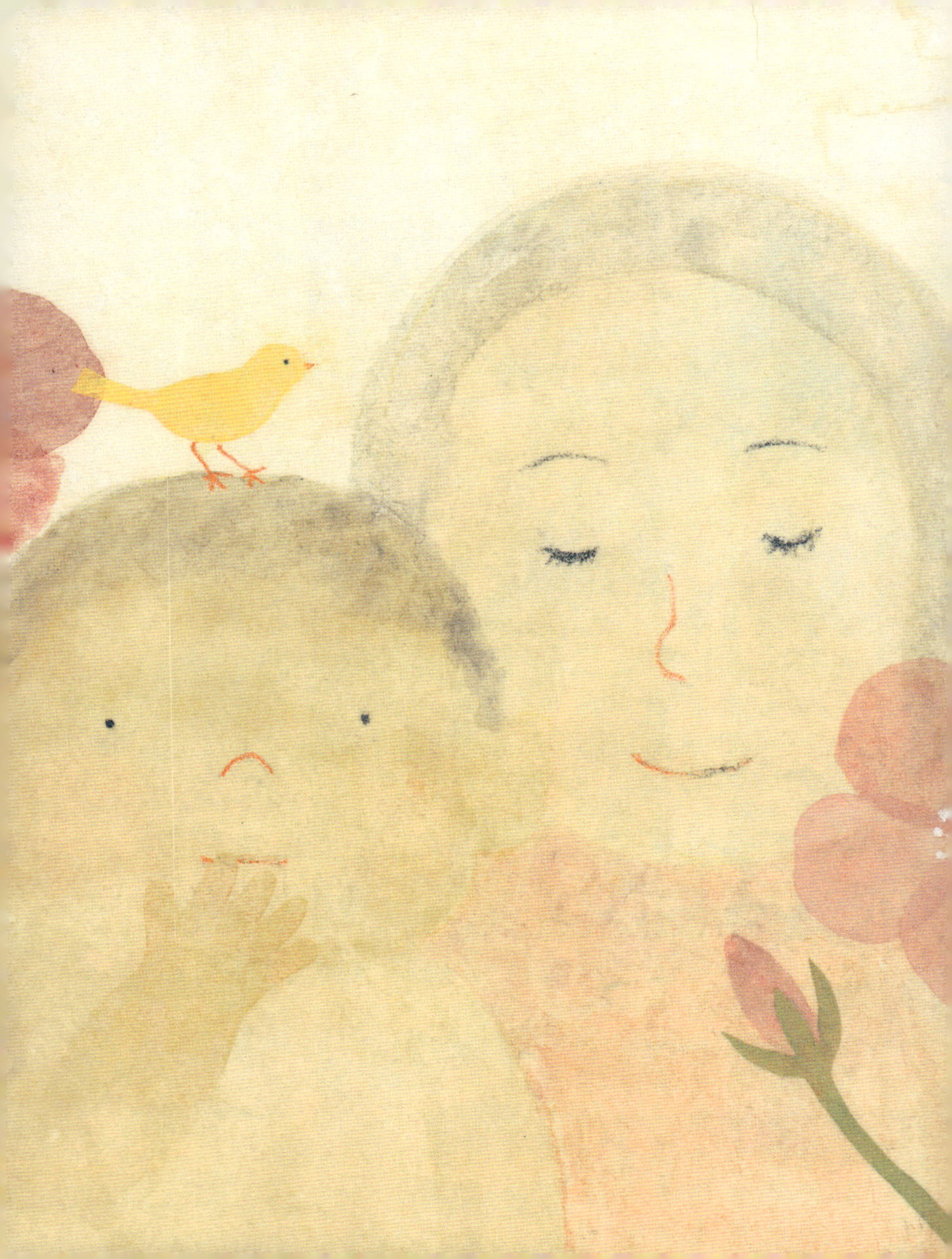

次に生まれた子を生まれ変わりのように感じるという話は、よく聞きます。ただ、次に生まれてきた子に亡くした子を重ねるのは、避けていただきたいなと思います。

人間は、体とたましいがセットになった存在です。もし生まれてきた子が前の子の生まれ変わりだったとしても、体は違うのですから、別の子どもとして扱わなくてはなりません。

お母さんのおなかに宿り、いのちの尊さを教えてくれるという意味では、流産や死産も赤ちゃんが生きて生まれるお産と同じ、かけがえのない体験です。赤ちゃんが生きて生まれるか、死んで生まれるか、体が大きいか、小さいかという違いはありますが、ひとつの完結したお産なのです。

赤ちゃんが亡くなると、その未来まで奪われたように感じて、生まれ変わって成長する姿を見せてほしいと願うのは、親心でしょう。

けれど、亡くなった赤ちゃんはすでに一生をまっとうしていることを、受け入れてほしいのです。

どんなに短い時間でも、その赤ちゃんは役割を果たして、雲の上に帰っていきました。ですから、たとえ同じたましいがお母さんのもとに戻ってくれたとしても、今度は別の役割をもって生まれているのです。

助産師さんによると、流産や死産を経験したお母さんの中には、次の子育てを難しく感じるかたもいらっしゃるそうです。「この子もいってしまうのでは」という不安が、育児困難につながってしまうのかもしれません。

けれどそんなときこそ、前の子といまの子は別の人間で、それぞれ違うミッションをもって生まれてきていることを思い出してほしいと思います。

そして、生きて目の前にいる子を、せいいっぱいかわいがってほしいのです。雲の上に帰っていった赤ちゃんは、お母さんが悲しみに沈んだり、後ろめたい思いを引きずることを、決して喜ばないでしょう。

くり返しますが、亡くなった赤ちゃんがおなかに宿ったのは、お母さんが大好きだからで、お母さんを苦しめるためではありません。そして、いまの赤ちゃんは、お母さんの笑顔が見たくて生まれてきたのです。

流産や死産を経験して命の大切さを実感したお母さんが、生きている子どもを抱きしめ、そのぬくもりに幸せを感じるなら、亡くなった子は役目を果たせた喜びを感じこそすれ、さみしく思うことはありません。

次の子には、「生まれてありがとう」のメッセージを、表情やしぐさで思いきり表現してあげてください。誕生を心からお祝いしてください。

それは、天使になった赤ちゃんの望みでもあるからです。

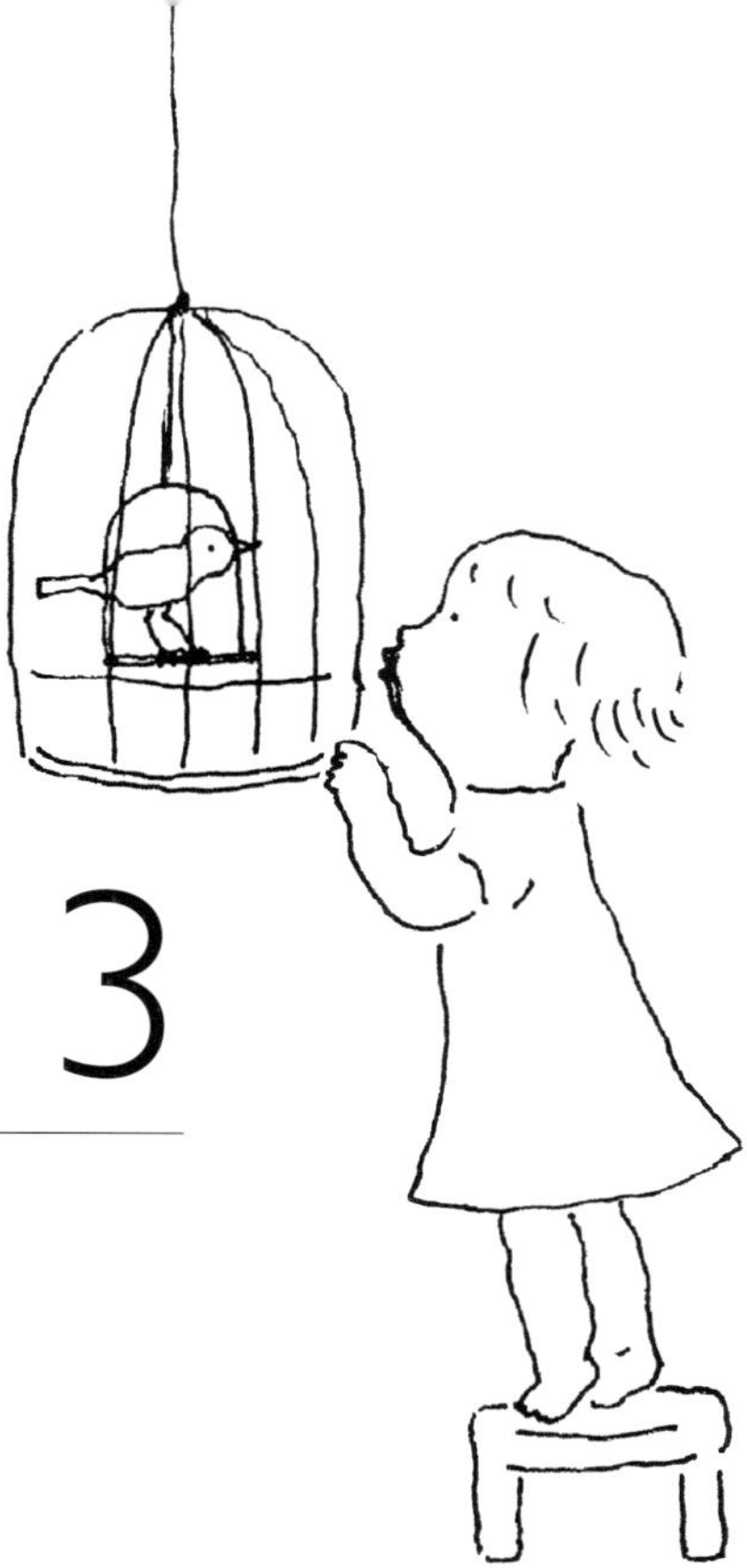

3

「産んでも産まなくてもどちらでもいいよ」

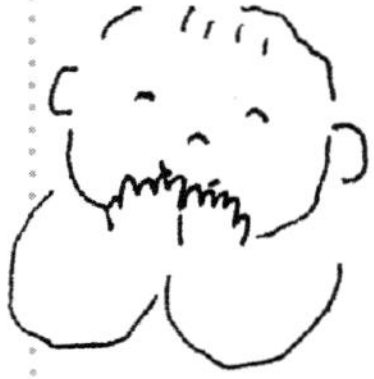

天使になった赤ちゃんという意味では、タブー視される中絶についても、お話ししておきましょう。

もし、いま中絶を迷っているお母さんがいらしたら、本当に育てられないのか、ぜひよく考えていただきたいと思います。

「お金がない」というかたもいますが、幸せはお金の額で決まるわけではありません。上に3人いるというなら、4人目を育ててもいいのではないでしょうか。事情があって結婚できなくても、シングルマザーで立派に子育てをしているかたもいます。

それに、妊娠は一生に一度きりということもありえます。妊娠を先延ばししていて、いざ子どもがほしいと思ったとき、感染症や卵巣機能の乱れなどのため、すでに妊娠できない体になっている可能性もあります。

特に、化学物質があふれている現在、女性の体も変わってきています。将来的には、環境問題の深刻化などで、30代で閉経《へいけい》してしまう女性も増えるかもしれません。実際、17歳で中絶し、その後その恋人と結婚したものの、なかなか妊娠しないうち早々に排卵がとまってしまったかたもいます。

私は中絶を希望するお母さんには、そのようなお話をして、できれば思いとどまっていただきたいと考えています。

あるお母さんは、「結婚するつもりだった彼が逃げてしまい、お金も仕事もなく、とても育てられません」と言って、私のクリニックにいらっしゃいました。けれど、話しこむうち、「赤ちゃんがどう思っているのか知りたいです」とおっしゃったのです。

不思議なことに、その日はたまたま、胎話士さんが私のクリニックにいました。

胎話士さんはしょっちゅうクリニックに来るわけではないのですが、必要なケースのときはなぜかぴったりのタイミングで現れたり、電話をかけてくれたりするのです。きっと赤ちゃんが呼んでいるのでしょう。

ともかく、そのお母さんは、胎話士さんを通して赤ちゃんと話すことになりました。

　赤ちゃんは、

「産んでも産まなくても、ぼくはどちらでもいいよ。産んだら、お母さんは苦労する。産まなかったら、一生後悔して苦労する。どちらの苦労がいい？　お母さんが決めて。お母さんが決めたことを尊重するから」

　と言ったそうです。

　その話を聞いて、私は納得するものがありました。

　中絶がまさにそうですが、人生には大きな決断を迫られるときがあります。あとになって「あの道を選べばよかった」と悔やむ人もいますが、人生が学びの道だとしたら、自分自身が変わらない以上、どの道を選んでも試練にはぶつかるのです。

　もちろん、出会う出来事や相手は違うでしょうが、苦労の分量は同じではないでしょうか。中絶したら楽になる、産んだら苦しい、というように単純にはいかないのです。

　結局、そのお母さんは産むことを選びました。赤ちゃんが言ったとおり、たいへんなことも多い日々のようですが、勇気ある母子に、私は心の中でエールを送っています。

手術は必ず赤ちゃんに許可をもらって

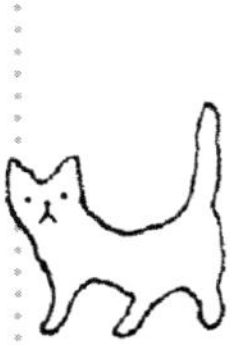

もっとも私は、中絶はなにがなんでも絶対にいけないと主張しているわけではありません。

もちろん、できるだけ産んでいただきたいですが、それぞれ深い思いがあるはずですし、したくて中絶をするお母さんはいないでしょう。悩んで苦しんで結論を出したお母さんを、他人が単純に非難すべきではありませんし、責めるものでもありません。

たださみしいのは、「恋人に冷たくされたから、腹いせに」とか「彼に罪の意識をもたせたい」という憎しみで中絶を考えるお母さんがいることです。

そんな理由で中絶するのは赤ちゃんにかわいそうですし、傷つくのは結局、命をおなかに宿しているお母さんです。私はそんなお母さんには、お父さんへの怒りや憎しみでなく、赤ちゃんに意識を向けていただくようお話しします。

そして、これはどんな場合でも必ず、「手術までに赤ちゃんとよく話しあって、赤ちゃんの許可をもらってください」とお願いしています。

なぜなら、厳しい条件のもと生まれるか、雲の上に帰っていくか、どちらにするかを決めるのは、最終的には赤ちゃん本人だと思うからです。

ですからお母さんには、お父さんへの憎しみに心を奪われたり、世間の目に惑わされたりせず、赤ちゃん本人と向きあい、手術しなければならない理由を語りかけ、話しあってもらいたいのです。

誠実に話しあってもらえれば、きっと赤ちゃんはお母さんの気持ちを受けとめてくれるでしょう。

赤ちゃんの気持ちを無視して外に出すのはいいことではないので、私は赤ちゃんの許可がなければ手術を始めません。

中絶手術は手探りで処置するため、リスクをともないます。いい加減な気持ちでおこなうべきではありませんし、赤ちゃん、お母さん、家族、医療者といった、関わる人すべての気持ちがそろっていなければ事故が起きかねません。

手術の前、私は赤ちゃんに「これから始めるけれど、いい？」と尋ねます。赤ちゃんとのコミュニケーションは、直感やダウジング（振り子）でおこないます。すると、お母さんが前もって赤ちゃんと話しあってくれた場合、赤ちゃんは「いいよ」「ありがとう」と答えてくれるのです。

これまでひとりだけ、「手術はいやだ。ここは冷たくて、暗い」と答えた赤ちゃんがいました。不思議に思って、お母さんに「赤ちゃんが『手術はいやだ』と言っているのですが、ちゃんと話しあってくれましたか」と聞くと、お母さんは「いいえ。赤ちゃんがかわいそうで、手術の話なんてできませんでした」と答えました。

「それでは手術はできません」と伝えると、「それは困ります」とおっしゃるので、私はお母さんに時間をとっていただき、赤ちゃんに手術の許可を求めてもらいました。

それから再び尋ねると、赤ちゃんは「いいよ」と答えてくれたのです。

お母さんが希望するときは、お父さんが手術に立ち会うこともあります。

手術前、おなかの赤ちゃんを一人前の存在と認め、話しかけてくれたお父さんは、命の重みを深く受けとめて、「今度は、ちゃんと父親になれる状態になって、またここにまいります」という感想を残していかれることもしばしばあります。

赤ちゃんはみなお母さんが大好き

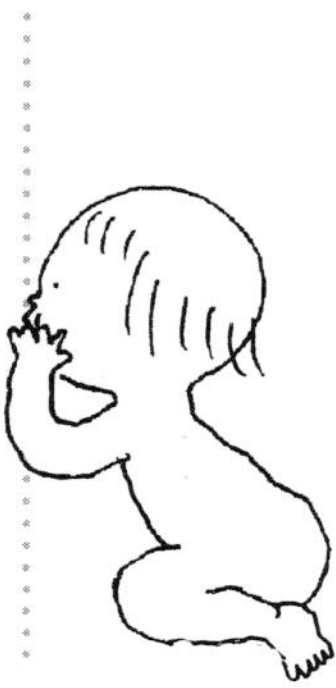

赤ちゃんがいちばんつらいのは、自分を意識してもらえないことです。お母さんが「妊娠して困った」と悩み、自分の都合しか考えていなかったら、赤ちゃんは悲しむに違いありません。
私のクリニックでは、手術前にお母さんに話しかけてもらっているためか、これまで中絶された赤ちゃんはみんな「ありがとう」と帰っていきます。

けれど、胎話士さんによると、中絶される赤ちゃんのすべてが納得しているわけではなく、中には悲しんでいる赤ちゃんもいるそうです。

たしかに、私も、ずっと以前に中絶された赤ちゃんが、お母さんに意識を向けてもらっていないため雲の上に帰ることができず、しょんぼりとお母さんのそばにいるのを感じることがあります。

ただ、不思議なのですが、私がこのような話をして、お母さんが亡くなった赤ちゃんに意識を向けると、お母さんの肩のあたりがキラリと光ることがあるのです。

お母さんが赤ちゃんの思いに気づいて顔を輝かせると、赤ちゃんも喜んで輝くのです。

そしてそのとたん、赤ちゃんは「やっとわかってくれた。じゃ、帰るからね」と、雲の上に帰っていくような気がします。

中絶したことに罪悪感を感じているお母さんもいますが、お母さんが「赤ちゃんが悲しんでいるかもしれない」と悩むことは、おそらく赤ちゃんの望みではないでしょう。

生きて生まれる赤ちゃんも、雲の上に帰っていく赤ちゃんも、お母さんが大好きで、お母さんの役に立つためにやってきたことに変わりありません。

中絶される赤ちゃんも、流産と同じように、お母さんにメッセージがあるのです。それは、お母さんが耳をすませば必ず受けとれますし、いままで私が聞いたところでは、例外なくすべてあたたかいものばかりです。

実際、中絶を通して、大きな気づきを得られたお母さんもいらっしゃいます。このつらい体験から学び、成長することによって、次に妊娠したときには、たとえ状況は変わっていなくても、今度は「産む」選択をするお母さんもいるのです。

とはいえ、それなら前に産めばよかったと思うかといえば、そうではなく、「あのときはやはり産めませんでした。手術していろいろ考えたから、産もうという決心がついたんです」とおっしゃいます。

そういうケースを見ていると、はじめに無理して産み、育児困難になって子どもにつらく当たるよりも、中絶をきっかけにお母さんが成長し、次の子には親子の絆を大切にする子育てができるなら、そういう選択もあるように思います。

私には、中絶される赤ちゃんの中には、中絶されることを知りながらも、お母さんを成長させるため、あえてやってくる子がいるような気がしてなりません。

そのお母さんが、もし中絶という体験を通してでないと学べないなら、自分は捨て石になって、お母さんに命の尊さを教えようとしているのではないでしょうか。

そして、本当にそのお母さんから生まれなくてはならない子どものため、「次の赤ちゃんは無事に産んであげてね」というメッセージを伝えに来るのでしょう。

自己犠牲のように見えますが、おそらく本人はそれを自分の役目として淡々と受け入れているような気がします。

途中で亡くなることを決めている赤ちゃんは、命をかけてお母さんになにかを告げようとしています。そして、雲の上に帰るかたちが、流産か、死産か、中絶かは、お母さんと赤ちゃんの関係性の中で決まるように思います。

「仲よくしてね」と伝えに来た赤ちゃん

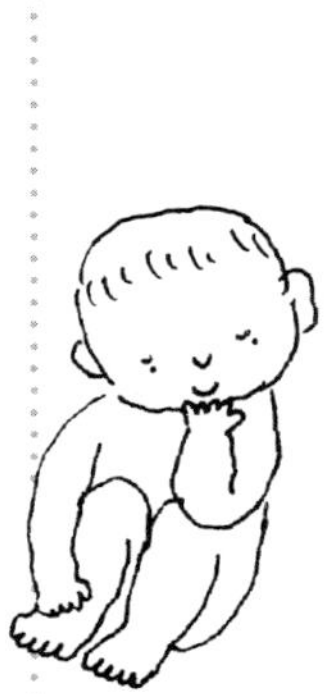

あるお母さんは、迷われたあげく、中絶を選択しました。

お母さんは子どもの頃から、「自分は人に理解されていない」という孤独感を抱えていて、子どもをもつことに恐怖を感じていたのです。せっかく授かった命でしたが、お母さん自身にもお父さんにも、子育ての準備ができているとは思えませんでした。

手術の前々日、胎話士さんとおこなったセッションで、赤ちゃんは

「ママがかわいそうだから、心配になって来たの。私が生まれたとしても、ママにはその後のプランがないわ。みんなが暗闇で、なんの光も見えない。ママもパパも、さみしいという気持ちを穴埋めしてほしいの。家族仲よく、お互いを大切にしてね」

というメッセージを伝えてくれました。

すると、風もないのに、部屋の扉がバタンとしまったのです。

お母さんが「赤ちゃんなの？」と声に出して聞くと、赤ちゃんは胎話士さんの口を借りて、「そうよ。ずっと話しかけていたのに、ママはぜんぜん気がつかないんだもの」と言いました。

胎話士さんは、お母さんに

「生まれないという選択はこの赤ちゃんにとっても初めての経験で、強く決意しているようです。この子のプランですから、それを受け入れるしかないでしょう」

と言いました。

お母さんは感じるところが多いようでしたが、「赤ちゃんと向きあうことができてよかったです」とおっしゃいました。

手術が始まり、メトロイリンテルと呼ばれる風船のようなもので子宮口を広げ、誘発をかけたところ、赤ちゃんは「この風船、どうすればいいの。風船があるのに頭から出るのは難しいよ」と言い、足から先に出てきました。

お父さんが赤ちゃんに「みんなで待っているから、息をして生まれてきてね」とお願いすると、赤ちゃんは外に出たあとも30分ほど、心臓を動かしてくれました。

お母さんとお父さんが赤ちゃんのメッセージを受けとって、より幸せな人生を歩まれることを、私は祈っています。

大きな障害をかかえた赤ちゃん

赤ちゃんに先天的な重い病気があり、中絶を選ぶケースもあります。

数年前、私はとても印象的な赤ちゃんと出会いました。

その赤ちゃんは、胎内で死亡することも多く、出産してもすぐに亡くなってしまう病気で、大きな障害があったのです。お母さんは悩んだあげく、17週で中絶することを決意なさいました。

障害は、12週という異例に早い時期に見つかりました。

赤ちゃん自身、障害があっても生まれたいと思っている場合は、中絶されると困るので、臨月《りんげつ》まで障害がエコーにうつらないようにし、隠しているこ

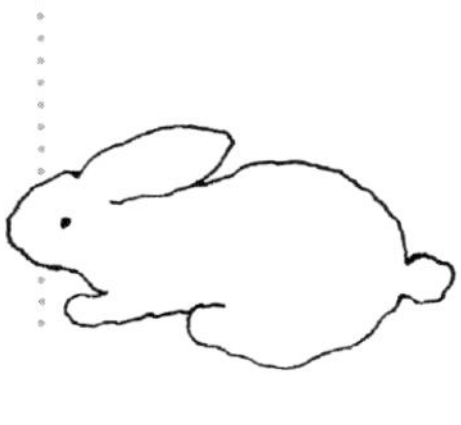

ともあります。でもその子は、ご家族に考える時間をもってもらうため、わざわざ早い段階で見せてくれたようです。

手術の前、お母さんは赤ちゃんの声を聞いています。お母さんは赤ちゃんが病気であることを知った当初、ショックで外出もできませんでしたが、「ママ、行こう」という赤ちゃんの声が聞こえて、お大師さんにお参りに行ったのです。

病気の宣告は、お父さんにも大きなショックでした。けれどお父さんは直感のすぐれたかたで、おなかの赤ちゃんとコミュニケーションをとろうとしてくれました。

障害の程度が大きかったため、エコーでは陰部を確認できませんでしたが、お父さんはなぜか赤ちゃんは男の子だと確信していました。そして、赤ちゃんと「男の約束」をふたつしたのです。

ひとつは、生きていたあかしをみせてほしいということ。

ふたつ目は、1分でもいいから長く心臓を動かしてほしいということ。

お父さんは、この病気で誕生した赤ちゃんが生きていた世界最長記録は4

時間であることを知り、その記録を1分でもいいから超えてほしいとお願いしました。

手術にあたって、私が赤ちゃんに

「きみは障害をもった体を選んだけれど、きみのたましいがその肉体を選んだの？　それとも、先にお母さんを選んで、そのあと肉体に障害をもつことを選んだの？」

と質問すると、

「ぼくは先にお母さんを選んで、体はそのあとに決めた」

と言っていました。

手術が始まると、赤ちゃんはお母さんの口を借りて、「ぼくはみんなをつなげるためにやってきたんだ」「ありがとう」「ここにはお友だちがいっぱいいるよ」というメッセージを伝えてくれました。

立ち会っていたおばあちゃんが、赤ちゃんに「あなたに生まれてきてほしかったな」と言うと、赤ちゃんは「ぼくも生まれてきたかったんだけどね」と言いました。

そしてお父さんには、「ママをいたわってあげて。ママがかわいそう」と告げたのです。

4Dのエコーで観察すると、赤ちゃんは最後まで胎動が激しく、しきりと手を振っていました。赤ちゃんはあとで、「伝えたいことをぜんぶわかってもらえてうれしかったから、手を振っていたんだ」と教えてくれました。

生まれてみると、お父さんが思ったとおり、赤ちゃんは男の子でした。

そして赤ちゃんは、お父さんとの約束を見事に守ったのです。

赤ちゃんは生まれたとたん手をあげて、口を開けてくれました。お父さんに「パパ、ぼくはがんばったよ」と告げてくれたのです。

そして生後4時間も、心臓を動かしてくれました。お父さんが「もういいよ。こんなにがんばってくれたんだから。ありがとう」と話しかけると、ほどなくして、心臓は静かに止まりました。

退院のとき、お父さんは「これは悔し涙じゃないんです。うれしくて泣くんです」と、おっしゃいました。

お葬式がすべて終わって、お父さんがあいさつしたとき、仏壇のロウソクの炎がちらちら点滅しました。お母さんは、赤ちゃんが喜んでいたのだと感じています。

その後、お母さんは私のクリニックまで散歩にきたとき、部屋の窓が開いていて、赤ちゃんが「ありがとう」と言いながら雲の上に帰っていった気がしたそうです。

それからしばらくしたある夜、午前2時から朝まで、お母さんの寝室の壁に鳥が羽ばたいている光がうつっていたこともあります。お母さんは、赤ちゃんが光になって帰ってきてくれたのだと感じました。

お母さんは、「息子は家族を変えるために来てくれたのだと思います」と語っています。

じつは、妊娠より前に、お母さんはお父さんとの気持ちのすれ違いがあったのです。お母さんは専業主婦になりたかったのですが、お父さんはお母さんが仕事を続けることを望んでいました。お母さんは何度か転職しましたが、この妊娠のときの職場がもっとも忙しくて、お父さんにわだかまりを感じていました。

もし赤ちゃんが無事に生まれていても、夫婦仲はうまくいかなかったかもしれない、とお母さんは感じています。

けれど、赤ちゃんが雲の上に帰ってから、お父さんは大きく変わりました。お母さんをもっといたわってくれるようになり、お母さんは仕事をやめてのんびり過ごせるようになったのです。

「ぼくはもう生まれたんだよ」

手術から2カ月ほどたったある日、赤ちゃんは、おばあちゃんの口を借りてメッセージを伝えてくれました。

「ママ、もう悲しまないで。悲しんでいるママを見るのはつらいし、ぼくはいやだよ。みんなに元気に『ありがとう』って言われるほうが、ぼくの力になるんだよ。

だから、ほかの妊婦さんを見たり、赤ちゃんを見たりしても、うらやまし

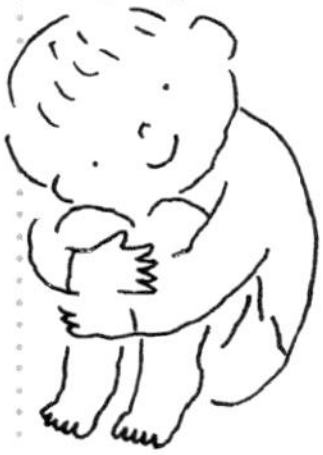

がらないで。お友だちの妊娠や出産は、素直に喜んであげて。みんな友だちだよ、仲よくしてね。

ぼくはもう生まれたんだよ。

ぼくね、パパとママが仲よくしてくれてうれしいよ。ぼく、がんばったでしょ。ばあばもパパもママも、ぼくのこと忘れずに愛をいっぱいくれるから、ぼくも大好きだよ、大好き。

ぼくもね、ほんとうは元気に生まれてきたかったんだ。でも、パパに変わってほしかった。パパもいいところいっぱいあるんだけど、思いこみすぎてママに押しつける部分があって、このままだとママがかわいそうだったから、この体を選んだんだ。

でも、ぼくのことはずっと忘れないでほしいな。ばあばも、いつまでも泣いてちゃダメだよ。

次の赤ちゃんは、もう少し待ってね。ママ、ぼくのことがぜんぶ終わるまで待って。必ずぼくが連れてくるよ。そのときは、ぼくも一緒に来るからね。

パパとの約束は、がんばるよ。がんばるぼくのパパは、すごいんだよ。

ぼくね、お墓に入っても関係ないよ。いつもみんなを見ているよ。ぼくは死んでなんかいない。空に戻っただけだから、泣かないでね。

もうメッセージを送るのはこれで最後になるけど、早くもとの明るいママに戻って、みんなに優しくしてあげてね」

お母さんはこのメッセージに添えて、次の手紙をくれました。

「以上は、母の口から次々に出てきたメッセージを、忘れないように書きとめたものです。

もしおなかにいたら7カ月という頃です。でも、息子は『ぼくはもう生まれたんだ』と強調していました。いつまでも私がマイナス思考で引きずっているのは、いやみたいです。そして、パパのことも大好きのようです。

息子のおかげで、私たち夫婦も仲よくなりました。

これだけのメッセージをもらったので、もうくよくよ考えているわけにはいきませんね。また子どもから学びました。

子どもって、本当にすごいです。驚くことばかりで、ファンタジーにも思えますが、心が穏やかになります。

息子はきっと、神さまのもとで働く天使ちゃんになっていると思います。そして私のところに、またかわいい赤ちゃんがやってきてくれることを信じています」

神さまのお手伝いをしている

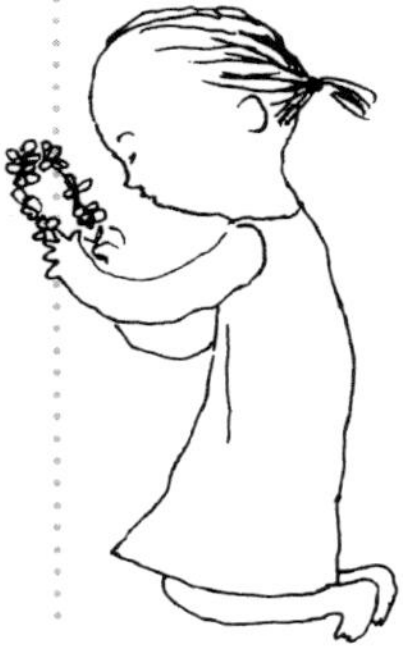

実際、この赤ちゃんは、本当に神さまのおつかいをしてくれているようです。
お母さんはその後、ふたごを授かる夢を見ました。そしてふたごは、お母さんの手術を担当した助産師さんのおなかに宿ったのです。なかなか妊娠せず、悩んでいた助産師さんでした。
助産師さんは、こんな手紙をくださいました。
「池川クリニックで仕事を始めた当初は、赤ちゃんの気持ちを尋ねるなんて、私には未知の世界で、どうしようと悩んでいましたが、いまはすっかり受け入れています。助産師には必要な世界かもしれないと思います。

特に、赤ちゃんがほしいのになかなか授からなかったとき、あの男の子との出会いは大切なものとなりました。

あのとき、あの赤ちゃんが私のおなかにお友だちを連れてきてくれたような気がするのです。赤ちゃんはお母さんの口を借りて、『ここにはお友だちがいっぱいいるよ』と言っていましたよね。

あとになって、だからふたごを授かったのだと気づきました」

私には、雲の上に帰っていった男の子が、天使になって「いのちのリレー」をしてくれたように思えてなりません。

きっと、お母さんやお父さんにメッセージを受けとめてもらい、この世でのミッションをまっとうできたので、神さまのもとでのびのびと役目を果たしているのでしょう。

助産師さんの妊娠の報告をすると、お母さんも喜んでくださり、私も安堵《あんど》しました。

不思議なことですが、私はそれ以来、その男の子が私の頭の上に乗って、お産を見守ってくれているような気がしてなりません。なぜかあたたかい光のようなものを、いつも感じるようになったのです。

つい先日、お母さんは再び私のクリニックを訪れて、こんなことをおっしゃいました。

「この頃、あの子があまり私のところに来てくれなくなったんです。それで、どうしてなのか聞いてみたら、『いま池川クリニックで働いているから、いそがしいんだ』と言っていたんですよ」

その男の子は、やはり私を応援してくれていたのです。とてもうれしく感じました。

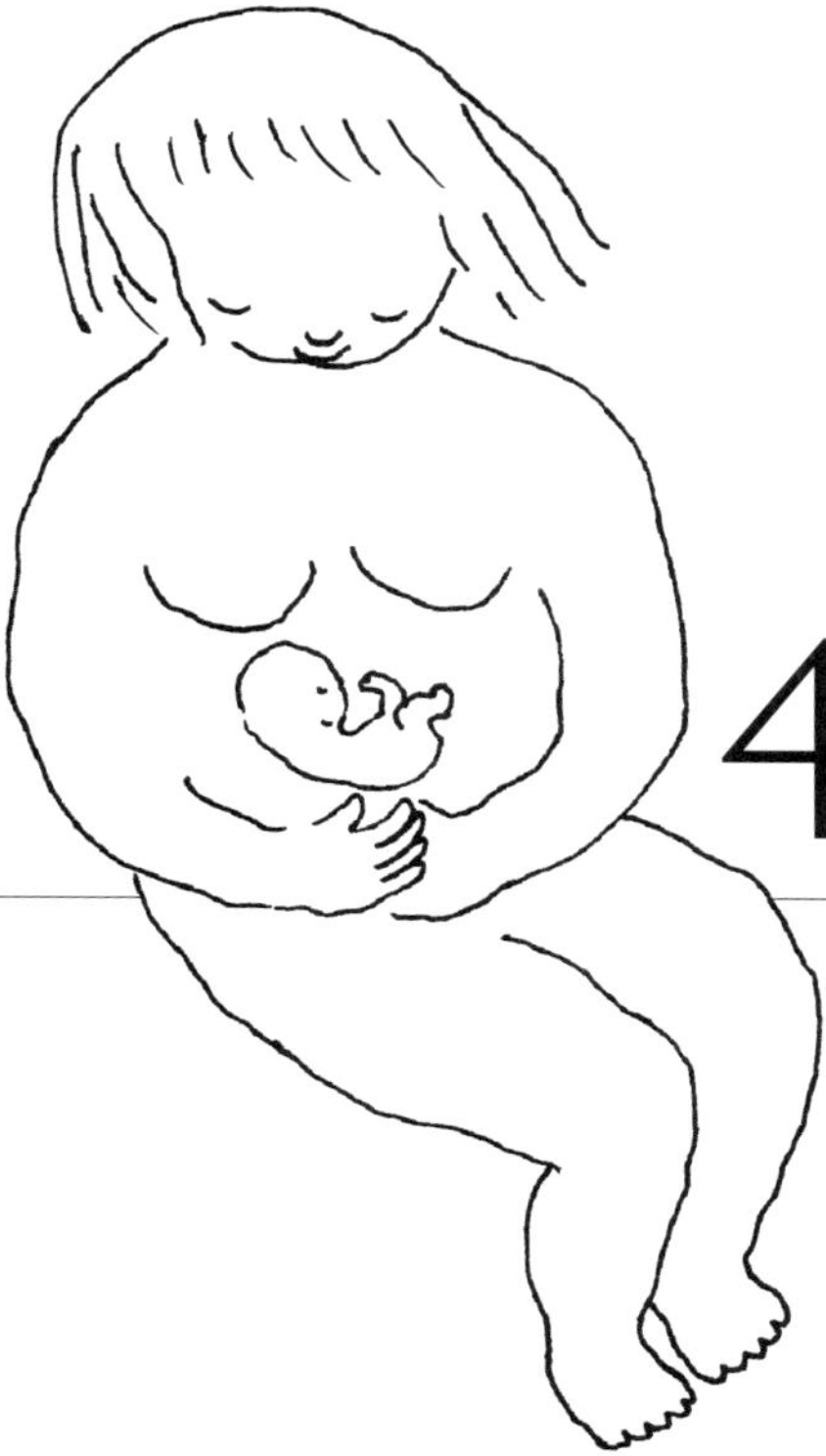

4

医療者もメッセージに耳を傾けなければ

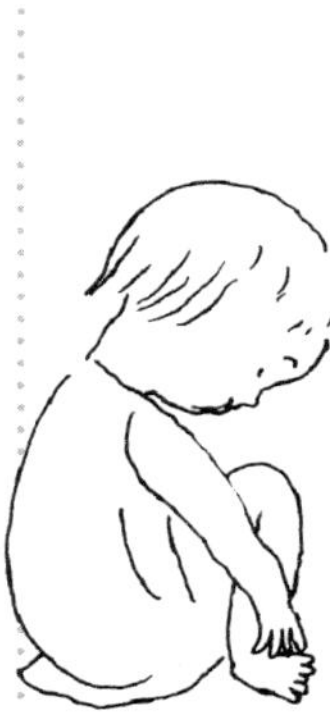

私は天使になった赤ちゃんたちから、さまざまなことを学びました。

そして、医療者も、赤ちゃんの死と真正面から向きあい、嘆き悲しむお母さんと心を通わせて、赤ちゃんのメッセージを一緒に考えることが大切なのだと思うようになりました。

残念ながら、流産や死産のときの医療者の態度にお母さんが傷ついたという話は、よく聞きます。

事務的な口調で「原因はわかりませんが、亡くなりました」と宣告されるのは、とてもつらいことでしょう。場合によっては、その防衛的な態度のせいで、「医療ミスがあったのでは」という疑いが浮かんでしまうかもしれません。

あるお母さんは、帝王切開したのに死産になり、お母さん自身も産後に大量出血して、たいへんな日々を過ごしました。そんなとき、主治医に「子宮が残ったから、いいじゃない。また産めば」と言われたことで深く傷つき、一時は訴訟まで考えたといいます。

医者がそういう態度になる理由は、いくつかあります。

医療者も人間ですから、赤ちゃんが亡くなって平気でいられるはずがありません。けれど医学部では、「正常な判断がくだせなくなるから、患者に感情移入してはならない」と教えられており、お母さんの気持ちに踏みこめないのです。

おそらく、その医者は経験が少なくて死産を受け入れられず、お母さんを励ますつもりで逆に傷つけてしまったように思います。

しかも、産科では赤ちゃんの誕生も流産も、日常的な出来事です。流産したお母さんの悲しみに共感したとたん、元気な赤ちゃんを出産したお母さんを「おめでとうございます」とお祝いすることが続くと、神経がすり減ってしまいます。

そのため、医者は心を守るために事務的になってしまいがちなのです。

現代の医療はそういうものと割りきる考えかたもありますが、でも私は、お母さんの喜びや悲しみを共有しないかぎり、本当の治療はできないと思います。

すべてのお産を祝福したい

医療者が死生観をもち、元気に生まれた赤ちゃんも亡くなって生まれた赤ちゃんも同じたましいで、そのどちらにも「この世に来られてよかったね」と思えるようになれば、どのお産も祝福できるようになるのではないでしょうか。

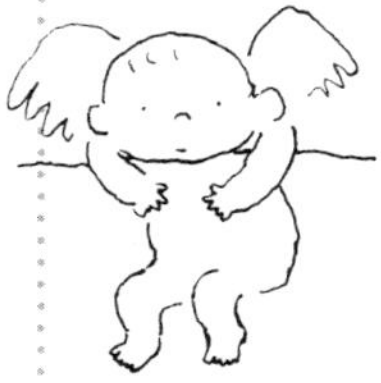

お母さんたちからは、次のようなご意見をいただいています。

流産の宣告は同じでも、機械的に「よくあることですから」と告げられるのと、池川先生のようにいろいろお話をしてくださるのとでは、天と地ほどの差があると思います。心が落ち着き、赤ちゃんを尊重して事実を受け入れられる気がしています。

先生が著書の中で流産や死産に触れてくださったおかげで、本当に救われました。あの本がなければ、きっと私はいまも自分を責め、まわりの妊婦さんをうらやみ、泣き暮らしていたと思います。

10週で、赤ちゃんの心臓は止まってしまいました。ほかの病院では「10週は受精の段階で、まだ妊娠と呼べない」と言われましたが、池川クリニックでは「命」として認めていただけたのがうれしく、あたたかい気持ちに満たされました。

診療が終わったあと、助産師さんに「腹痛はありましたか」と聞かれ、「なかったです」と答えたところ、「安産だったのね」と言われたことにも驚きました。思い返すとたしかに、あの感覚はまぎれもなく出産でした。流産だったけれど出産だった、そう思うと、悲しいはずなのにうれしくなってしまったのです。

先日、私は看取《みと》りの医療に取り組んでいる女医さんとお話しする機会がありました。

その女医さんによると、老人病院では、特定の看護師さんが当直だと、立て続けに患者さんが亡くなるというケースをよく聞くそうです。

看護師さんどおしでは、「あなた、最近つくわね。お祓《はら》いしてきたら」と言いあうようですが、奇妙なことに、それは産科の現場でも同じで、ある助産師さんが当直だと立て続けに赤ちゃんが生まれるという話は、めずらしくないのです。

私はその女医さんと、「亡くなっていくのと生まれるのは同じですね」と意気投合したのですが、おそらく亡くなっていく人も生まれてくる赤ちゃんも、「この人に看取られたい」「この人に取りあげてほしい」と、選んでいるのだと思います。

医療者は、赤ちゃんに「取りあげてほしい」と信頼されるほど死生観を深め、目に見えない世界を感じながら、命に接していく必要があると思います。

すると、生まれてくる赤ちゃんも、もっとたましいを輝かせられるような気がするのです。

不妊治療の子も選んで生まれてきた

以前、不妊治療中のお母さんから、こんな手紙をいただいたことがあります。

赤ちゃんは自分の意志で生まれてくると知ったことが、大きな支えになりました。「赤ちゃんが、私をお母さんとして選んでくれるといいな。そのときになったら、ちゃんと来てくれるんだ」と思うと、目の前のことで一喜一憂しがちな日々、肩の力を抜くことができたのです。

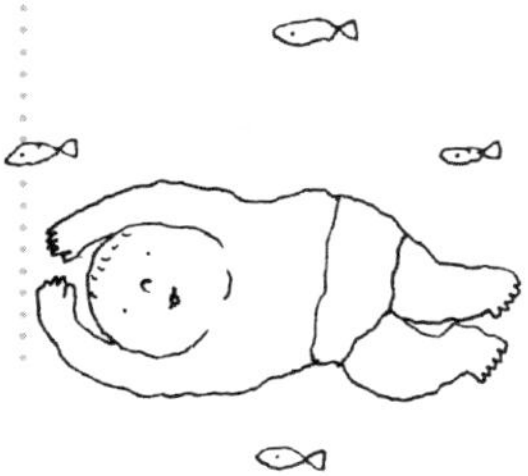

不妊だけでなく、子宮頸管《けいかん》無力症（子宮の出口がゆるくて開きやすいため、流産や早産になりやすい病態）や抗体の問題など、肉体的なトラブルがあっ

て、何度も流産をくり返してしまうお母さんもいます。

その場合、生まれることができない状況を知っていて赤ちゃんがそのお母さんを選ぶのか、それとも生まれたいのに流産になってしまうのか、私にはよくわかりません。おそらく母子によってそれぞれ事情があり、いちがいにいえないのでしょう。

あるお母さんからは、こんなお手紙をいただいています。


私は若いころから生理不順で、結婚後もなかなか妊娠しませんでした。4年目にようやく自然妊娠しましたが、9週で稽留流産になりました。

その後まったく妊娠せず、検査の結果、片側の卵管が詰まっていること と、精子の状態がよくないことから顕微《けんび》授精（顕微鏡下で卵子1個に精子1個を直接注入して受精させる、体外受精より一歩踏みこんだ方法）をし、出産しました。さらにふたり目がほしいと思い、また顕微授精にて妊娠し、現在27週です。

胚移植（受精して細胞分裂した卵に胚を子宮内に戻すこと）は通算3回

して2回妊娠したのですが、成功したときは、移植した時点で「妊娠する」という確信めいたものを感じました。

最近、3歳の息子に「今日はお父さんとお母さんが結婚した日なのよ」と言うと、息子は「お空から結婚式を見ていたよ。女の子と男の子と3人で見ていた」と話してくれました。いまおなかにいる赤ちゃんは男の子なので、一緒に見ていたという女の子は流産した子なのかもしれません。

また、「どうしてお母さんのおなかに来たの」と聞いたら、「お父さんが喜ぶからだよ」と答えてくれました。その答えも、納得できます。というのも、主人は子どもが大好きで、結婚してすぐから赤ちゃんを望んでいたのです。

自然妊娠したときは有頂天《うちょうてん》になり、流産になったときの落胆ぶりは、見ていられないほどでした。その後、不妊治療もなかなか進まず、赤ちゃんを抱けないかもしれないという不安は、主人の中で日に日に大きくなっていたようです。

だからこそ、息子を授かった喜びは何倍も大きく、息子が言う「お父さんが喜ぶから」というのは、まさにそのことだと思います。

先生の本を読み、「子どもが親を選んで生まれてくる」ことを知って、不思議な思いに打たれました。息子に記憶があることはうれしく、そのまま受け止めようと思います。

ただ、私のように不妊治療で授かった子どもにも「親を選んでくる」ことはあてはまるのか、ふと気になりました。

顕微授精の場合、精子を選んで受精させ、さらに受精卵を子宮に戻していますので、自然の妊娠とまったく違います。

自然妊娠は、夫婦が愛しあって、授かった命。けれど、私たちに授かった命は愛しあって授かった命とは違うのかしらと、心の中ではいつもほんの少しだけひっかかっています。

先生は、どうお考えでしょうか。

私はまだ、不妊治療によって生まれた子どもにインタビューしたことはあまりないのですが、どうしてもそのお母さんから生まれたい赤ちゃんが、不妊治療を通してやってくることはありうると思います。

不思議なことに、自然妊娠でも不妊治療による妊娠でも、命が宿ったときに「光が見えた」と語る人は少なくありません。

夫は、私が光っていると感じたようです。その後、妊娠がわかりました（自然妊娠）

光がおなかに飛びこんできたと思ったら、妊娠していました。（自然妊娠）

何回か人工授精を試みましたが、なかなか妊娠にいたりませんでした。けれどあるとき、胚を子宮に戻した瞬間、診療室の天井がサッと消えて、青空が広がったように感じたのです。そして妊娠しました。

ある胚培養士（人工授精に携わる専門の医療技術者）さんは、「受精する卵は光っている」と語っています。

受精の仕組みは神秘的で、どれほど状態のいい卵子と精子を組みあわせたところで、必ずしも受精するとはかぎりません。

生殖医療の進歩は目覚ましいですが、命の誕生はこの世を超えた領域であり、妊娠が成立するときは必ずたましいがかかわっていることは、忘れてはならないと思います。

現在67人に1人の赤ちゃんが、高度不妊治療によって生まれています。

そしてその中には、お母さんが「最初で最後の妊娠だから、失敗しない子育てをしなくては」と思い詰めたり、「流産した子のように、いまの赤ちゃんも亡くなってしまったらどうしよう」と不安に駆られたりして、子育てを難しく感じるケースもあるようです。

けれど、妊娠がどういうかたちであったにせよ、お母さんは赤ちゃんが自分の意志でこの世にやってきたのだということを受けとめ、自信をもって、授かった命とまっすぐに向きあってもらいたいと思います。

なかなか授からないと感じている方へ

もうひとつ、なかなか赤ちゃんを授からないかたに、お伝えしておきたいことがあります。というのも、「赤ちゃんがお母さんを選んで生まれてくる」とお話しすると、中には「どうして私を選んでくれないのかしら」とネガティブに感じるかたもいらっしゃるからです。

けれど、退行催眠をすると、そのかた自身が生まれる前、あえて子どもが授からない人生を選んできたことがわかるケースもあります。

子育てはとてもエネルギーが必要です。もしそのかたが、子どもがいたらできない役目をもってこの世に生まれてきたとしたら、そもそも人生に「子育て」という選択肢はないでしょう。

そう考えると、子どものいない人生を、また別の目で見ることができるかもしれません。

もっとも、赤ちゃんはそのお母さんを選ばなくてはならないのに、病気や

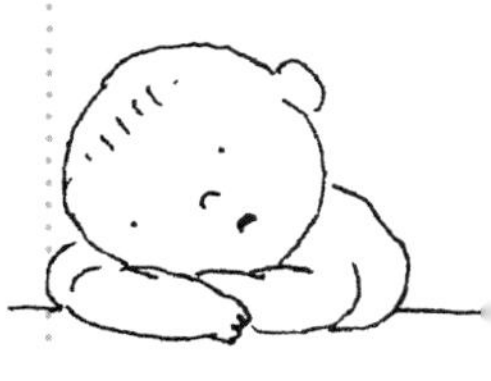

事故などのハプニングが起きて、どうしても産んでもらえなくなってしまった、という場合もあるようです。

たしかに、赤ちゃんが雲の上からお母さんを選んでいたのに、お母さんがなかなか産んでくれなかったため、しびれを切らしてほかのお母さんのもとに生まれてしまったらしいケースもあります。

私が結婚を迷っていたとき、姪に「赤ちゃんが待っているから、早く産んであげて」と催促されました。それでも結婚をためらっていると、姉が妊娠したのです。姪には、「ほら、待ちきれなくてあっちに行っちゃったじゃない」と文句を言われました。

赤ちゃんとたましいでつながっている

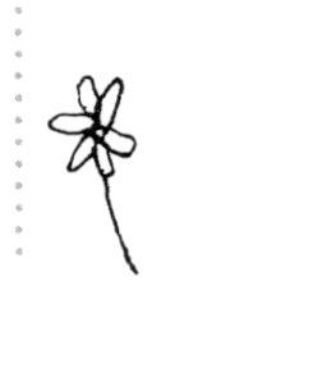

また、どうしてもそのお母さんに育てられたいのに産んでもらえないと、

赤ちゃんが里子《さとご》や養子というパターンをとる場合もあるようです。
先日、あるかたから、こんな話をうかがいました。

私は里子を育てています。乳児院に里子の養育を申し出て、該当する赤ちゃんが来るまで連絡を待っているあいだ、夢に男の子が現れました。生後数カ月くらいで、目がくりくりしたとてもかわいい子でした。

それから数週間後、乳児院から赤ちゃんが来たという連絡を受けたら、やはり男の子だったのです。その子を引きとって数カ月たつと、赤ちゃんの顔は、夢で見た男の子そっくりになりました。

あのときの赤ちゃんだって、すぐにわかりました。

赤ちゃんは里親になる人を知っていて、メッセージを送っていたのかもしれません。

じつは私自身、実父の兄夫婦に子どもが生まれなかったため、赤ちゃんの頃に養子に出されています。小さい頃から「お父さんとお母さんはふたりずついる」と教えられ、両方の家をひんぱんに行き来していました。

実母は養子に出したことを「かわいそうなことをした」と思っていたようですが、私には不満も違和感もまったくありませんでした。

なんらかのハプニングでお産が無理なお母さんの赤ちゃんも、だれかの体を借りて生まれて、どこかにいるかもしれません。私には、そういう子を養子や里子として引きとるのは、すてきなことのような気がします。

ほとんどの人は、赤ちゃんと自分の遺伝子がつながっているのが大切だと考えますが、遺伝子がつながっていなくても、たましいの絆があればいいのではないでしょうか。

いま、離婚や再婚が増え、義理の親に育てられる子どもも増えていますが、たましいのレベルで考えるなら、その親子の縁には、きっと意味があるのでしょう。

血のつながりを過信していると、自分が産んだ子どもを、自分の所有物のように勘違いしてしまいかねません。けれど、子育てをするうえでは、目に見えないたましいのつながりを感じることのほうが、ずっと大切だと思います。

というのも、たましいのつながりにもっと目を向けることで、私たちは実子であれ里子であれ、子どもを一人前のたましいとして尊重し、お互いに学びあい成長しあう関係を築くことができるからです。

私は、雲の上に帰っていく赤ちゃんが、人生のそんな深い秘密さえ教えてくれているように感じています。

生まれなかった赤ちゃんがみな、

お母さんにメッセージを受けとってもらい、

幸せな気持ちで雲の上に帰れますように。

そして、お母さんの心がその涙によってきよめられ、

赤ちゃんの愛に満たされますように――。

赤ちゃんを守ってくれる天使たちとともに、お祈りしたいと思います。

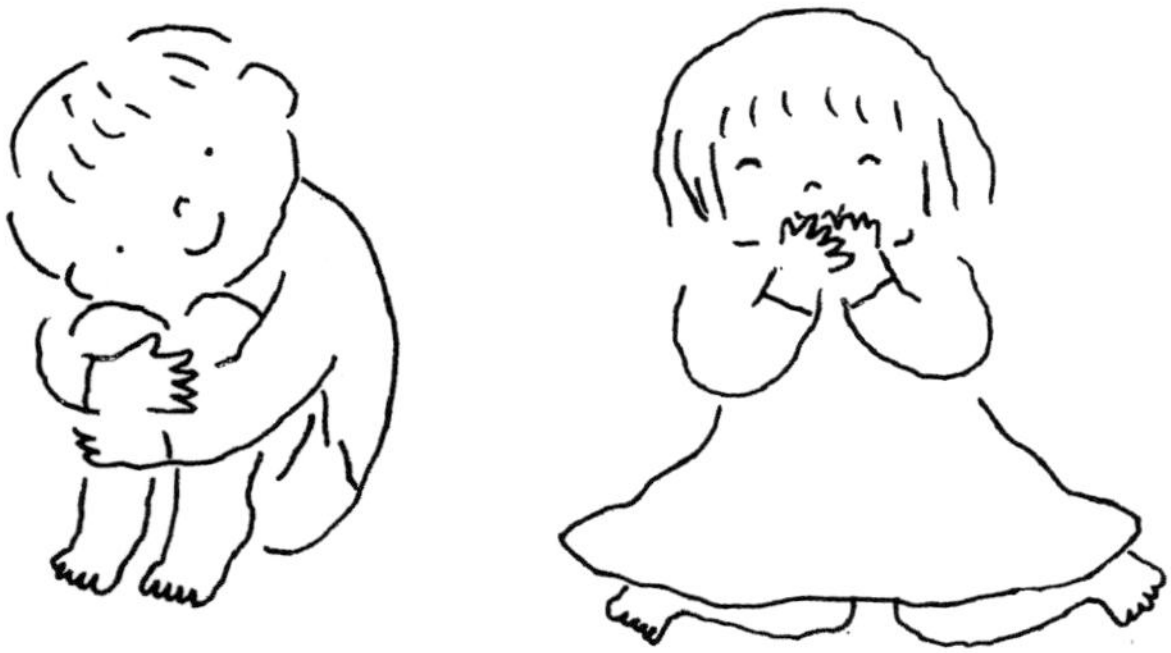

ママ、さよなら。ありがとう

2008年　9月19日　初版発行
2023年　7月　6日　16版発行

著者　池川 明

発行　株式会社 二見書房
東京都千代田区神田三崎町2-18-11
電話 03(3515)2311〔営業〕
03(3515)2313〔編集〕
振替 00170-4-2639

印刷・製本　図書印刷株式会社

乱丁・落丁本はお取り換えいたします。

ISBN 978-4-576-08132-8

池 川 明 先 生 の 胎 内 記 憶 の 本

おかげさまで、たくさんのお父さんお母さんに読まれ続けています。

プレゼントにもおすすめです。

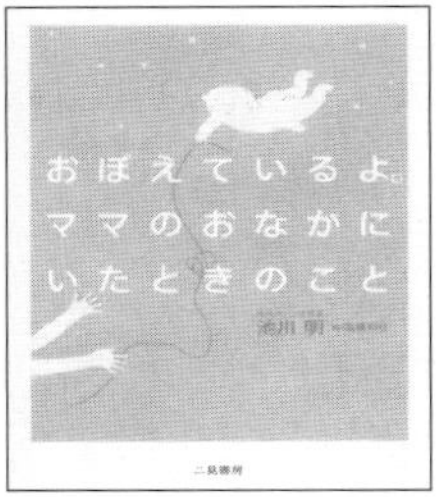

おぼえているよ。ママのおなかにいたときのこと

池川明=著／高橋和枝=絵

胎内記憶がある子53%、出産時の記憶がある子41%。
お母さん、お父さんたちの間で静かに読まれ続け、
感動を呼んでいる、子どもたちの不思議な記憶の言葉集。

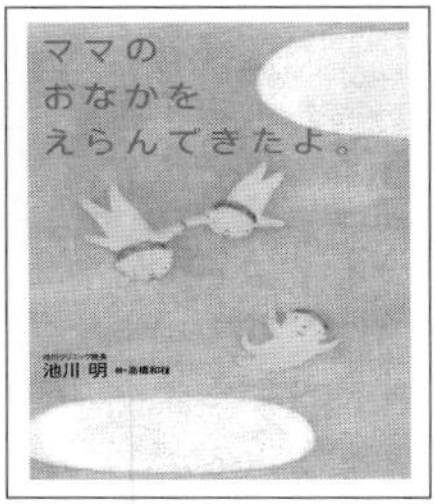

ママのおなかをえらんできたよ。

池川明=著／高橋和枝=絵

おなかに入る前はどんなところにいたか、
ママとパパをどのようにして選んできたか……
子どもたちが話してくれた不思議な「胎内記憶」の世界。

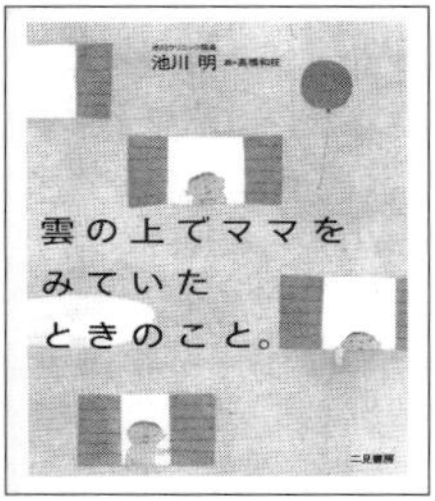

雲の上でママをみていたときのこと。

池川明=著／高橋和枝=絵

「雲の上は子どもがいっぱいいた」

「いちばんママがよかったから、ママのところへいった」

「おなかにやどる前の記憶」からわかってきた、不思議な世界。

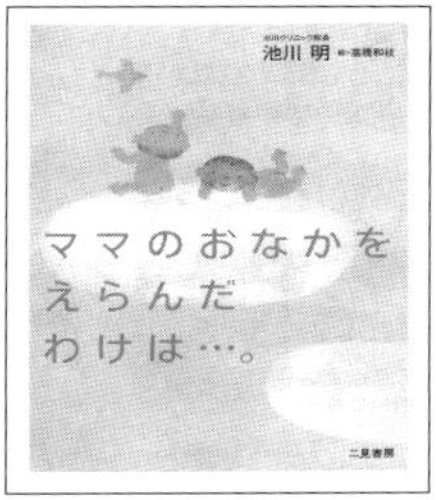

ママのおなかを えらんだわけは…。

池川明=著／高橋和枝=絵

生まれるとき、生まれるまえ、
雲の上にいたとき、さよならのとき。
さまざまな「胎内記憶」からわかってきた温かく豊かな命の世界。

えらんでうまれてきたよ
胎内記憶が教えてくれること

池川明・豪田トモ=著

ドキュメンタリー映画「うまれる」製作過程で寄せられた、
珠玉のような「記憶の言葉」を１冊にまとめました。
命の神秘を感じてください。

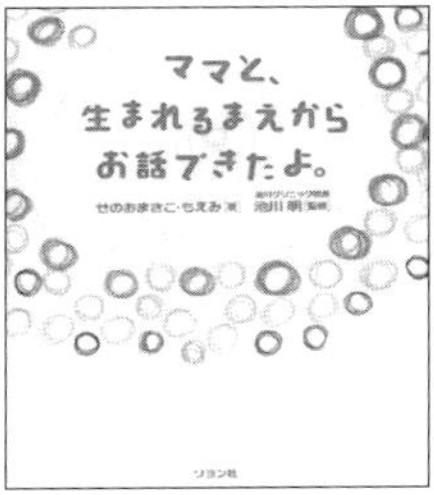

ママと、生まれるまえから お話できたよ。

せのおまさこ・もえみ=著／池川明=監修

スケッチブック10冊におよんだ、
おなかの赤ちゃんとママとのコミュニケーションの記録。
赤ちゃんと強い絆で結ばれる「胎話」の本。

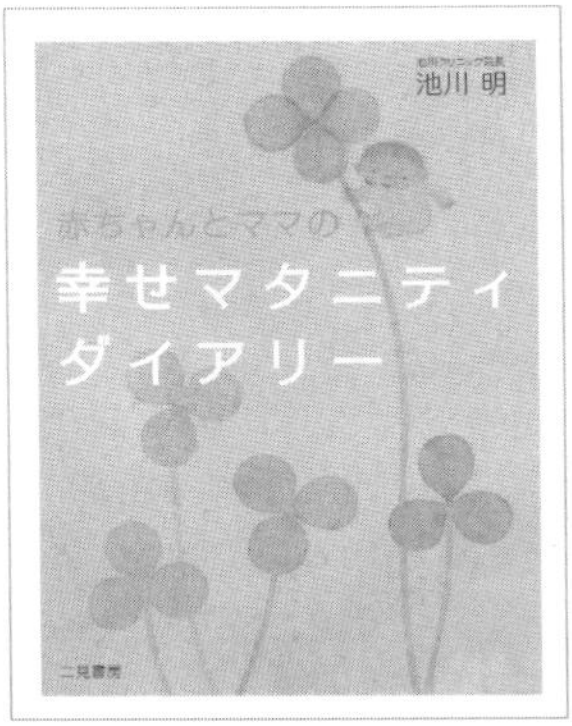

赤ちゃんとママの幸せマタニティダイアリー

池川 明＝著

プレゼントにもおすすめ。
ワークやメッセージを通して、
おなかの赤ちゃんを感じ、
たくさん話して絆を深める、
世界でただひとつのダイアリー。

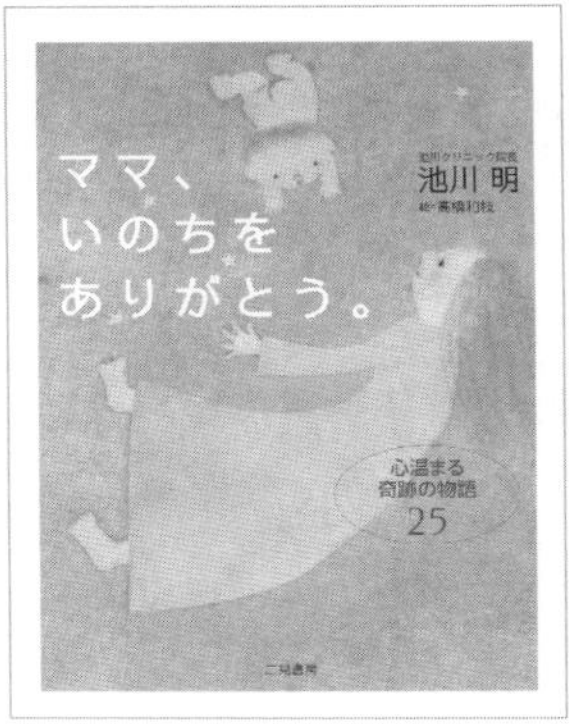

ママ、いのちをありがとう。
～心温まる奇跡の物語 25～

池川 明＝著

生まれた子、生まれなかった子、
空に還った子、戻ってきた子…。
お産は奇跡の宝庫。
産科医療の現場で実際に起きた
25 のストーリー。